U0154115

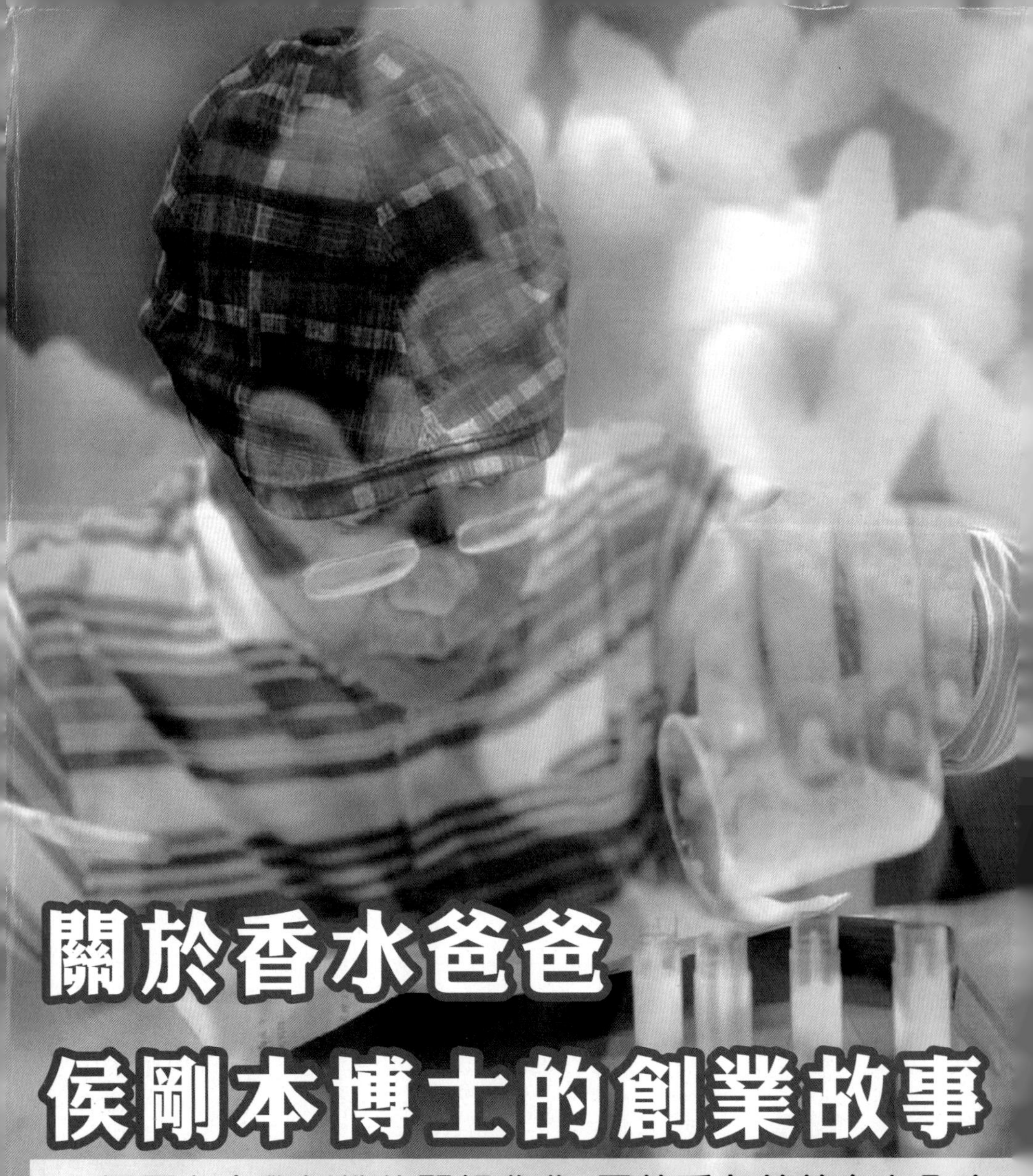

關於香水爸爸
侯剛本博士的創業故事

一個原在大學任教的單親爸爸 因著愛女葳葳身心久病
因緣際會進入芳療的世界 最後辭掉優渥大學教職
透過上山下海尋找天然芳香氣息
幫助孩子加速身心疾病復原同時
也願將如此上帝賜給人類的奇妙創造
分享給每一位喜歡收藏天然香氣的您

香水爸爸魔藥小舖群組

芳療劇場

魔藥學教授的奇幻煉金術

作者介紹　侯剛本 博士
集「表演藝術、口語傳播、芳香療法」多元斜槓跨域學者。幼年硬底子復興劇校京劇坐科，大學接觸西方表演藝術，碩士鑽研戲劇教育，博士潛心口語傳播，原任教於大專院校，現辭專任教職推廣天然美好香氣，分享上帝奇妙創造。

侯剛本

INK

東霖惠存

又愛配方，更熱芳療

芳療劇場

魔藥學教授的奇幻煉金術

侯剛本

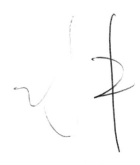

2023冬

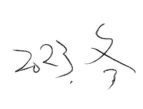

目錄

第一幕　感官氣息

第二幕　精油天地

第三幕　香水世界

第四幕　萬千處方

尾聲

曲終情未散

幕後花絮　交稿以後又一章

片尾彩蛋

推薦序

當香氣瀰漫在人生低谷時，轉化靈魂的契機

卓芷聿

這不是一般常見的芳療書籍，沒有解剖學、病理學的介紹，沒有各種芳療配方，沒有標示精油濃度或詳實的使用方法，它不是一本工具書。這本書更像是學習芳療、學習香水調製的心得書，學習的動機是這位單親的中年大叔帶著十七歲的思覺失調的女兒，一起走到了人生低谷，沒錢、沒工作、又負債累累的狀況下，在生命黑暗中藉著教會朋友的支持與上帝的恩典，二〇二〇年開始接受正規的澳洲芳療師培訓，緊接著，大膽使用最昂貴的保加利亞玫瑰、東印度檀香、法國薰衣草、甜橙精油等等，為他自己及女兒開啟了自我療癒的芳香之旅。

二〇二〇年底，學校健康院的助理致電我，郭毓仁院長的一位園藝治療學生，也就是本書的作者侯剛本博士為了他生病的女兒，想進一步學習芳香治療，只是，當下沒有學費的預算，窮得只剩下時間和心力，問問我的想法，是否願意收侯老師為學生？幫助他成為芳療師？我毫不考慮地說：好啊，如果能使用和我們人體和諧又共振的精油，輔助西醫的化學藥品治療，幫助病患重新獲得心理、情緒健康，又能使舉債度日的單親爸爸擁有自我照顧身心靈的方法和力量，也是幫助人的好事一樁，最多就是被欠學費和材料費而已，損失不大。

侯剛本是一位非常特別的學生，雖然身心都需要精油的幫助，鼻子過敏問題嚴重，精神壓力也特別的大，但印象更深刻的是他在學習芳療的過程中，他勇敢的和同學們分享生命中的輝煌成功與每況愈下的困境，將他的脆弱、卑微之處，毫不保留的攤開在我們眼前，讓我們更深的認識、理解他，他也成為我們課堂中的個案故事之一，在短短的學習時間內，由於彼此的真誠溝通，我們建立了獨特的親密關係。侯剛本是傳播學的博士，他表達情感的方式和一般人很不同，很戲劇化，每每聞到一瓶新的精油，他就以豐富的感知，描述新的香氣帶給他的情感與情緒的衝擊，協同身體語言，完美表達，果然是復興劇校國劇科畢業的人才，唱作俱佳。侯剛本是兩岸四地華人社會極少數暢行於學術界、娛樂界、文學界的跨域奇人，學習精油芳療也不按常規套路，沒有從西醫解剖學、中醫經絡的路徑去累積芳香治療的基礎，而是先從精油芳香的氣味對情緒的影響，進而體驗到對心理與生理療癒的效力。

女兒葳葳的安眠配方，侯教授查考眾多芳療書籍並根據女兒葳葳當下的需要，直覺的挑了保加利亞玫瑰、檀香、薰衣草、甜橙……，在獲得精神科醫生的同意下，開始在家為葳葳進行「父愛芳療」的措施，包括按摩、泡足浴、床邊擴香，滿足了葳葳對親情與安全感的需求，這是沒有任何藥物可以比擬的效力。對於侯剛本而言，透過積極參與葳葳的失眠治療，不僅幫助了葳葳，也幫助了他體驗到父親角色的重要性，為女兒犧牲奉獻的過程中，呈現了人性美麗的光輝，值得我們大大的讚美與支持。

侯教授不僅是戲劇領域的專家，人生更是如戲劇一般精采，結婚、失婚、離婚、再婚、繼母霸凌幼女、幼女精神異常、三十歲不到從年薪百萬變成一貧如洗、和二妻對簿公堂、失去家產、帥氣不可一世之才子變成中年袋鼠爸爸。身為頂端的知識分子加上豐富的人生閱歷，侯教授學習新的、陌生的博大精深的芳療領域，一樣能觸類旁通。侯教授是戲劇人，有創造故事的「聯想」本能，他將人的個性套用在植物上，賦予精油獨特的個性特質，如樂觀瀟灑的佛手柑、陽光活力的葡萄柚、平安吉祥的桂花、沉穩內斂的檀香、溫暖母愛的玫瑰……透過此脈絡性的活潑思考，有了另類挑選精油形成配方的有趣方法。一般大眾看戲劇的習慣：先找出主角，再找出配角，了解主配角之間的關係，協力演出，期待本劇的結果。侯教授以自己過往的導演經驗，將每一支精油分派不同的角色和地位，在不同的劇本需求下，扮演不同的擔當，而保加利亞玫瑰就是侯導演給葳葳各種處方劇中，不可缺席的要角。除了玫瑰外，最經常出現的就是果實香氣的柑橘：甜橙、佛手柑、檸檬，這二味是葳葳喜歡的香氣，也是讓葳葳病情明顯好轉，更讓侯教授人生出現「轉場」或「谷底反彈」的關鍵香氣。

香氣帶來的效果是不是太神奇了，有沒有理論或研究支持侯教授對芳療劇場的大膽假設和應用？我想可以用盛行在英國的「芳香基因」的理論來回應他的精油個性論和芳療劇場。

芳香基因認為芳香和性格之間有一緊密的關係，以芳香氣味當作索引的卡片，將個人對氣味的感受，連結當事人的「本我」。假設天生的性格「本我」，是基因帶來的，但，充滿了六十萬億個神經細胞的大腦結構，會因歷史文化背景、家庭經驗、學習經驗、成長經驗、工作經驗、婚姻關係等等，將人們在某個時刻的不幸或不好的遭遇，引起的負向情緒，刻畫在大腦深處的記憶中。這些經驗慢慢的在「本我」外面包裹了一層又一層的「屏障」。愈來愈多的研究指出：氣味能喚起更多的情緒和感覺，而芳香基因療法是根據各種情緒與所有的氣味之間存在著相應的關係，氣味除了能舒緩平日生活的壓力焦慮，在法國有一門課程：氣味療法，將芳香的氣味應用在輔助精神治療。在許多的案例中如恐懼症、抑鬱症、睡眠問題和上癮症，如果加入抹些特定的氣味作為治療的一部分，可以更容易治癒。根據研究「海洋的香氣」有讓人放鬆的作用，當聞到「海洋香氣」時，面部的緊繃肌肉減輕大約20％。

如果你問為什麼使用香氣？大概常會聽到的回答是：莫名就是喜歡它，它聞起來很清新，它使我感覺很性感，用了心情很愉快，感覺自我形象提升。令人愉快的氣味透過內在調節（神經遞質、荷爾蒙）的功能，激勵或鎮定或平衡人體的功能，特別是表現在神經、內分泌及免疫。對於深受壓力性經前症候群或更年期障礙的婦女，不妨嗅聞貞節果精油，每日深度嗅聞十分鐘，就能驗證氣味對荷爾蒙的正面影響。

芳香基因療法運用氣味直接到達負責情緒管理的邊緣系統，連動杏仁核、下視丘、腦垂體，處理鬱結的情感、情緒，能量，讓當事人的心靈處於更輕鬆舒服的狀態。如果能找到對的氣味協助去掉某些讓「本我」受到壓制或扭曲的屏障，就可能讓其正面的「本我」得到強化及發展。

葳葳幸而有永不放棄的父親，在經濟困難下，也不知道芳香療法對於精神疾病到底有多大的幫助，願意斥資試試保加利亞玫瑰的傳奇效力，真的是不簡單，市面一瓶十毫升的100%保加利亞玫瑰價格從台幣三百元到三萬元，加重了侯教授選擇精油治療的為難性，幸好侯教授的勇往直前，做了對的選擇，調配了各種香氣處方，增加了每天和女兒療癒性互動的機會，滿滿的父女之情在本書中呈現，相信葳葳不再因過去失去母親的陪伴而孤單或自我懷疑，就算爸爸白天去上班工作，暫時不在身邊陪伴，葳葳仍有大自然的香氣安慰，來自上帝療癒花園的植物香氣陪伴。父愛是促進葳葳情緒、精神疾患療癒成功，不可缺少的重要因素，因為愛能療癒一切，這芳香之愛，把精神疾患治癒的不可能變成可能，又把可能變為生命的優雅態度，這本獨特的、絕無僅有的「芳療劇場」書，不僅是侯教授學習芳療的心路歷程，更是透過葳葳的精神疾病治療過程，見證了芳香基因或氣味療法的可行性。對於身受諸多「病由心生」所苦的眾生而言，這本書猶如曙光般的存在，值得閱讀和參考。對於喜愛芳香治療的我們，更是拓展了我們的眼目。我們將一切美善的發生和成果，歸於主的恩典和榮耀。

・本文作者為芳療教育家、臨床芳香治療師

推薦序

偉大牧羊人的芳療之路

王志鈞

從苦難到苦難，盡頭能有多遠？

在沉沉的黑夜中，歡喜的黎明到來究竟還有多久？

自古以來，偉大的靈修者都是在死蔭幽谷中接受磨難，為的只是淬鍊出一顆剛強的本心。

唯有剛強的本心，才能找到屬靈的生命——因為生命樹並不長在凡俗的人間，而活在靈性光明的天國裡。

*

我與剛本兄認識近二十年，只有數面之雅，見面不超過十回，倒是網路、臉書上時常驚喜相逢——常見他分享生命挫敗經驗與轉彎心得，雪泥鴻爪間，讓人既驚又喜。

但近期見剛本兄分享他的芳療心得，並拿出瓶瓶罐罐芳療配方，未聞其香，已見其剛毅的臉容因喜悅而線條柔軟，芬芳滿溢，令人欣喜。

我想，他應該已經真正找到了屬於他生命中的解方（芳）了吧？

想十六、七年前我初識他時，他正活在地表最強單親爸爸的苦情戲中，陪著失語症女兒，才剛走出一場生命困境，不久後，又將跌進另一段家庭霸凌的虐心深淵中。

我不知道剛本兄是如何走出這一場又一場的人生災難，只能說，侯剛本的靈魂本尊降世前自寫自導的這一場人生劇本，堪稱狗血灑盡，劇情催淚；投入凡胎後自演人生劇本的他，也賣盡全力使出渾身解數演活了一個為襁褓中女兒過五關斬六將的單親奶爸。

他就像曠野裡的牧羊人，用竹簍揹著個小嬰兒，身無長物地努力在野地裡掙扎求生——只是那背景布幕不是西奈沙漠，而是車水馬龍之大都會裡的一個小小家庭劇場。

在他自述自己如何開啟這一場芳療之路的筆下，交織著原生家庭帶給他的人生夢魘，也有著一段又一段婚姻帶給他的椎心之痛。整本書中隱約透露著他對命運安排的怨恨、痛苦與掙扎，筆墨間不時赤裸呈現著他對生命不公不義的心路歷程，以及他如何用世俗的司法程序希望找回人生的公平正義。

說剛本內心無恨，是過度理想與美化了他。

一路以來，我感覺他並未與世界和解，他的剛烈本性在曠野中被鞭笞、折磨，為求生而卑微地在行乞的生活中，放下自尊，難堪地托缽前行。

他看似灑脫面對這一切，但接連手書的兩本書，也見他不無微帶怨恨地寫下他內心的種種悲鳴——那像是一股黯黑能量，一種如佛地魔般的邪惡怨念綑綁了剛本兄體內如哈利波特般的清純心靈，讓他不斷抱怨人生卻又時時內外洋溢著正向能量。

初認識剛本時，感覺他是個狂狷之人。後來偶爾在世新大學校門外偶遇，又見他如彬彬學者，開始散發儒雅氣質。但幾年後又真正跟他同桌說話時，又覺他插科打諢，說笑逗唱，是個嘻笑冷看人間的活寶。

他的性格在生命的磨難中，如一塊頑鐵被熔煉柔軟而必須去適應環境所給予他各種變形樣態，而後終於在芳療的路上，他成為百鍊鋼後的繞指柔，修練出生命中真正屬於他內在的璀璨菁華。

順著這一本書看下去，在一幕幕讓人看了擰心的芳療劇場中，可以看見戲中男主角對女兒的愛，一次又一次地讓男主角在看似無有出路的暗黑之地又剛強起了自己的心，終於逐漸擊潰內心暗黑的能量（生命的死亡幽暗有哪一樣不是內心意識的投射呢？），而有撥雲見日之微光。

在愛的引路下，我看見剛本兄開始勇敢地嘗試在魔法學校的奇幻煉金術中摸索出一條真正走向聖潔又光明之基督國度的靈性出路。

西方梅林魔法般的能量精油，是剛本人生的一大轉折點；自我認識他以來，他從一個多才多藝的演員、劇本寫作者與導演，到心理治療師、大學老師與園藝療法師等，他似乎樣樣皆通，但唯獨芳療精油，在從他送我的兩小瓶客製化精油中，我似乎才看見他生命真正應該的專精且大有成就之物，原來竟是這個！

＊

趙州八十猶行腳，只為心頭未悄然；及至歸來無一事，始知空費草鞋錢。

每個人的人生都是一部精采的劇場，必須行腳走過，親自演出，才能找到內心悄然之物。

這本書與其說是一部侯剛本的回憶錄或人生劇場，不如說是一本靈修之書，是一個人如何通過磨練而終於找到人生本源的能量：一種融合物質、能量、心識與靈識而無以言之之物。

說似一物皆不中。

只有偉大的魔法師或靈修者可以在世俗凡間找到駕馭這種純淨能量的祕密。當一個人懂得黑魔法的祕密，同時又能保持著基督世界中最純淨的天使之心，這個人就打開了封印，可以帶領更多人進入神的國度。

剛本兄，恭喜你終於找到了牧羊人之路，也請放下怨念，讓右臉被打完後，左臉也乖乖地讓仇人撫摸吧！

二〇二一年九月四日

・本文作者為財經公益作家、外星來的地球人

推薦序

「至味無味」，「魔藥學教授」放散的生命芳療

楊忠衡

年輕時，曾經被一位前輩藝術大師形容為「智障」。

記得當時我們好像辯論什麼題目，我自以為論點井井有條、顛撲不破，大師懶得理我了，就回我這麼一句話。

這件事讓我玩味許久。「智障」並不是指智能不足，而是指有人讀了些書，自以為聰明，就用層層知識把自己包圍起來，形成智慧築成的「障」，屏蔽了對「真」的感知與接受。

有好些年我並不認為這樣有什麼不好。吸收知識，懂得操作運用，在工作領域獲得具體成效。這樣不就對了嗎？還會缺少些什麼？

在我不按牌理出牌、跌跌撞撞的一生裡，總堅守這種堅持知識與智慧的原則，也算是嚴酷職場裡求生存的一種自我保護。然後不知什麼時候，就遇到了剛本，這位神祕失控、完全失控，卻又失控得有聲有色，樂在其中的奇人。

不記得我們是何時正式結交認識的，只記得在許多各種場合，他總會用各種不同身分冒出來。負責這、主持那、一下子呼風喚雨劉關張，一下子搬桌掃地跑跑龍套，只差哪天走在街道，他會掀開人孔蓋、從下水道冒出來。這回倒沒那麼驚悚，但這位表演界奇才、傳播界名師，現在告訴我，他成了有牌兒的正式芳療師，而成為芳療師的過程也極特別，是出乎——父愛。

我照例驚訝，也照例習以為常；反正他如果宣稱發明新冠肺炎的偏方，我也會相信。但是從他這樣高潮起伏峰迴路轉、有聲有色又有「味」的故事裡，我看到一個「大智無障」的典型。一個人如果可以率真的去感觸、去表達，去愛、去恨、去探索、去大鬧天宮……大概就是這樣。許多事情的發生，太快、太直接，如他所說往往是「未經我的（理智）允許」。別人看來艱辛，我看卻是特別豐富有味（不然人們為什麼要進劇場？不就是生活太乏味，渴求舞台上的七情六慾、八光九彩麼）。

老實說，在剛本一則訊息通令撰寫「幕間引薦」時，我對精油芳療還不止是門外漢，根本是星外人。但是知命之年後，我確實思考什麼是擺脫「智障」的方法。說來容易做來難，智障既然是因智形成，就很難用智自己去破解，頂多是以一障換一障，糾結在新舊理論的矛盾裡。音樂與藝術是個方法，但畢竟它們也還是智慧結晶，我還須要更直接訴諸感官的東西。氣味、膚感，這種完全抽象的東西，確實不曾認真接觸。

在我有限的理解裡，芳療師用如同神話故事的描述，自成體系的邏輯，去組織解釋這些精油、芳香，以及它們相互交融後的效果。但要理解它的方法，肯定不是去做化學分析、觀察報告，而是在某個心靈迷離的情況下，直接感受它的效果，感受埋藏在液體和氣體背後，對人的意識、身體狀態的自然影響。

剛本非常劍及履及的，在遞給我一疊文字之後，也送給我幾個裝著奇妙液體的瓶瓶罐罐。它不是治感冒傷風、肉燥皮癢，而是讓你滌情療心，諸如平靜心靈、沉澱思緒、強化專注、提升自信……等，比形上更形上的效果。我很難具體描述施用的感覺，但直覺它是穿越「智障之牆」的好方法。因為「智」無法抵抗那些唯感官可以直享的東西，你必須感受它、吸收它，甚至長久和它生活，才也許能得到它的效果。

偶然在Facebook的一次互動中，我知悉剛本的家庭事件，也很高興他和女兒逐漸走出陰霾和災難。伴隨他走過，除了精神力和宗教信仰之外，現在知道原來還有這些天下至柔、又宇宙至剛的東西。他的故事和他的療效，可以做為相互註解的東西吧。我建議所有朋友能藉由這本書的故事，交織剛本悟到的獨家芳療理念，帶給自己心靈一些滋養和激勵。裡頭的故事也許並不美好，但是充滿能量、氣場十足。也許「至味無味」，這位「魔藥學教授」放散的精神力量，就是最好的生命芳療。

・本文作者為廣藝基金會執行長、音樂時代劇場藝術總監

自序

幸會了，歐若拉女孩

行文的此刻，來到了作者序……；偏偏此刻的我，卻被自己給困住了。

十八年不算短的歲月，帶著一個善良易碎卻高敏感孩子，或許從生理上的構造來看，我是一個「父」兼「母」職的爸爸；殊不知從功能上的角度觀之，更多的時候，我比較像是一個「母」兼「父」職的爸爸……

單親的世界很殘酷，無論你怎麼兼來兼去，它壓根兒就是老友杜思慧講的《單人表演》。然後我就在各種忽而爸爸忽而媽媽，時而朋友時而教練的各種角色切換中，父女倆過著《打漁殺家》相依為命的生活。

葳葳年幼時，曾因父母的離異導致重度失語（詳見《學會貧窮：失語稚女單爸網誌》）。形影不離帶著這個孩子的生命歷程中，原以為九歲那年爸爸再婚，上帝總算給我們一個完整的家，未料這個極度控制慾難以溝通，對待孩子又徹底斯巴達的繼母虎媽，這些年就在她自己無形複製原生家庭（妻子對待丈夫，母親對待子女）的舉止中，毀掉了接枝家庭的親子關係，也理所當然毀掉了自己的婚姻。

葳葳國中畢業的那個端午節（二〇一八年）暑假，虎媽繼母因著爸爸不在家，孩子在家唱歌洗鞋時，正在睡覺的她情緒失控，憤而便把這個孩子掃地出門。當我得知此事後，原本為了顧及婚姻與家庭的完整，總是處處隱忍事事退讓的我，決定為了受傷的孩子，從此不再隱忍不再退讓，第一時間帶著被掃地出門的葳葳，咬著牙用信貸跟銀行火速借了一筆錢，買了一間極簡的公主屋安頓我們父女同時；也通報家暴中心與尋求律師，協助這個被完全毫無悔意與歉意的繼母，搞到重大傷病導致身心障礙的可憐孩子。

以前和繼母住在豪宅時，葳葳覺得那裡不是家，倒像個凶殘巫婆囚禁小孩的地窖。善解人意的葳葳由於害怕破壞父母的婚姻關係，總是逆來順受地任由這個女人背著爸爸，處處苛待言語羞辱，甚至動手責打她。幾近喪心病狂的那人在家庭生活中，諸處「以虐待當管教」的粗暴方式，對待一個從小被生母離棄，本已極度需要渴望母愛的同時，偏偏那繼母又時不時地，用破壞親子關係的言語，挑撥著我和孩子的血肉親情。

記得葳葳曾跟心理師與精神科醫師說：為什麼我媽媽愛我的方式，和我同學的媽媽愛他們的方式很不一樣？我媽媽愛我的方式，讓我好痛苦好痛苦……；難道「媽媽的愛」和「爸爸的愛」，一定是如此地天壤之別？

每當爸爸和繼母出門工作，同時不在家的時間，繼母說一個小孩在家浪費水浪費電，要她放學不准直接回家，硬是把她往家門外趕。明明有家但歸不得的孩子，只好選擇去公共圖書館或家門巷口的便利商店，待到家裡有人之後才能返家。除此之外，許多苛待孩子的生活種種，再再構成我們婚姻之間的關係衝突。但她總說我太寵孩子，甚至飽受童年創傷的她，還用合理化的語氣跟孩子說：「我媽媽這樣對我我都沒有恨她，所以妳也不能恨我……。」無奈愈聽話愈痛苦的葳葳，終於在繼母將她掃地出門後，徹徹底底心灰意冷，並且不願再對所謂的「母愛」，存有任何的遐想與期待。

孩子的成長歷程中，那人總說葳葳叛逆非常難教。但所有認識葳葳的長輩都知道，她是一個非常乖巧貼心的好女孩。一個和孩子從頭到腳不對盤的繼母，像極了一個酒後肇事的恍惚者，生活中她以虐待為管教的扭曲性情，在親子互動的過程中，不時複製著她自己走不出來的童年傷害，並且將她自己童年傷害的陰影，加害在一個孩子身上，造成另一個無辜生命童年的創傷。葳葳在那段非常關鍵的成長時期，那人（也許有意，也許無心地）徹底搞病一個，心思極其細膩的高敏感少女。這也讓晝夜帶著少女，為求生活衝州撞府的父親，必須得在工作時分出心神，時時擔憂這個「情緒故障」的孩子，會不會在爸爸視線範圍之外的校園生活，製造什麼讓我七上八下的特別節目，打亂爸爸一整天的工作行程。

說真的，帶著一個這樣的孩子，日子過得很不容易。以前不理解孩子發病時的「怪異行為」，總覺得她在胡鬧。後來透過醫生的細細說明，才知道這些「怪異行為」的背後，如果主要照顧者稍微用心地回溯思考，其實這當中可以爬梳整理出一個，能夠掌握甚至提早防範的微妙週期。因此當我抓住了葳葳犯病的週期，相對也較能判斷孩子的舉止，是「發病」而不是「鬧事」時，我才真正進入這個孩子情緒極速流變的脈絡。

葳葳的情緒很像極光，雖說何時爆發且會爆發到什麼程度，當下無法精確掌握。唯一能夠判讀的是，倘若主要照顧者夠了解她時，相對較能更精密判讀歐若拉女孩情緒爆發之前，種種可能會有的相關前兆。後來我把這樣的週期概念，如同陳述家書地說給葳葳聽，她才漸漸地從一個無意識發病的無病識感之人，轉化為透過內觀自我覺知形塑病識感後，進而判讀分辨何謂「發病」與何謂「不順心」的細微差別。

因著葳葳進入到芳療世界的我，慢慢發現萬千種類的各式精油，只要你夠熟悉它們，自然能夠善用這些人間好物，不止平衡葳葳身心上的需要，同時也能平衡每一個人，在不同的情境狀況之下，大大小小輕重不一的深淺需求。奇妙的是，百分百上好的精油，如果你能正確的使用，除了對人體身心上有正面直效的幫助之外；更妙的是，不少探討命理玄學的相關書籍甚至還直言論述，那些本體本就帶著各種能量的精油，內中的氣息與靈魂，無疑亦承載著改運造命的超自然療效。

我並不是一個崇尚怪力亂神的神祕主義者，但是當這些改運造命的論述，一旦你一一嘗試「升階解讀」後便不難發現：所有改運造命的具體確據，均來自於當事人的某個當下，因著領受到某支精油的能量，導致原本卡卡憋憋不順心不對勁的那個自己，透過嗅覺、膚觸，乃至任何一個能夠與這支精油產生串流鏈結的方式後，便能瞬間感受這位芳香精靈所帶來的療力，經由它療動你的感官觸動你的神經，進而讓你因它身心感到愉悅，彷彿改運造命那般的神奇果效。

從二〇二〇年十一月底，我拿到第一張由台灣芳療教母：卓芷聿老師所頒發的芳療證書後；直至二〇二一年的三月初，我在卓老師深入淺出的悉心教導之下，先後通過初階與進階的芳療認證，以及考取了香水調香師的資格。篤信基督的卓老師總說，上帝才是這個世界上，最偉大的芳療師，因為所有的芳療，也都是來自上帝奇妙的創造。

這些日子透過神奇的芳療，目前除了成功戒斷葳葳睡前的安眠藥（爸爸芳療初階證照的成果）同時；體內控制身心平衡的長效針，劑量也隨著我為葳葳研發的「早安少女」精油配方，二〇二一年八月終於在醫生的正式宣布之下，總算調降驟減了一半（爸爸芳療進階證照的成果）。謝謝主治醫師對於芳療輔助治療的信任，更謝謝醫療團隊願意讓父愛芳療師，透過芳療結合身心醫學用藥的裡應外合，幫助孩子可以加速地復原。

回首這些時日，陪伴著歐若拉女孩的成長，對於一個原生家庭薄弱的單親爸爸而言，即便十八年來時時刻刻都是極美的親情故事；殊不知這所有事後看似美好的人間佳話，一旦還原成當下時空的分秒經歷：每一刻都很痛苦，每一秒也都很椎心。我跟葳葳說，生命中每一段父女同度的困境當下，爸爸都會陪好陪滿。但是倘若人生能夠選擇再重來一次：「我。抵。死。都。不。要！！！」因為長年生不如死的艱辛歷程，對於一個有願有夢的男人而言，做為一個袋鼠爸爸真的是太痛苦太痛苦了。也正因為這段歷程如此的痛苦，才讓即或全文都已完稿的我，卻因著人仍在苦痛中，找不到一個可以舒適發言的角度，遂讓這篇作者序冰鎮了好一段時間。深深感謝這段期間出版社全體同仁忍耐包容，那個無時無刻皆不生活在刀劍中的我，尤其編輯台耐著性子，一不加壓二不催稿；直到當我慢慢有能力，可以褪去社會菁英的表皮華服，鼓起勇氣赤身露體，帶著全身的燒燙傷，勇敢地透過這篇和讀者對話的交心文，眼眶濕熱毫不閃躲地站立在四方諸位的面前。說真的，要我穿著燕尾服和大家談笑風生，不痛不癢地講述著這一段故事，其實我可以，但那不是真的我。但求當我選擇帶著體無完膚的真面目，來和大家交會相見時，企盼大家也不吝惜地給我和孩子一些，能夠再繼續往前走下去的力量。

有別於霍格華茲神祕迷人的史奈普教授，當你揭開這本書時，歡迎您蒞臨芳療劇場，觀賞真人實事版魔藥學教授：侯剛本有血有淚的奇幻煉金術之旅……

二〇二一年十月三十一日

親愛的大家：

這是二〇二一年當時初稿的作者序，如今讀起來確實讓人心情有些沉重。然而這也是多年來，始終浸泡在我和孩子的生命歷程裡，如假包換的生命故事。

以前遭逢又大又難的困難時，只能像個手無寸鐵的無能為力之人，等候來自四方各界的奉獻與救援。自從自己可以用香水和精油，多一項纖帳篷謀生的斜槓技能時，每每夜深人靜的我，從只能無助地哭泣到後來，我將這些午夜夢迴的眼淚，通通化為設計調製香水的靈感。朋友們都說，那些我在苦難中問世推出的每一支香水，味道皆是如此的獨特與迷人。

是的，儘管真槍實彈的人生路，像極了步步驚心的如履薄冰；但我深信苦井流不出甜水。所以此刻的我縱然深陷苦境中，仍願透過這些繽紛美妙芬芳氣息的陪伴，勉勵自己心靈深處始終湧流的，是一口即或強大逆境中，依然不斷供應解渴甘泉的源頭甜井。

故事要開始了，請大家透過視覺閱讀結合嗅覺意念的複合感官想像，品味以下一篇又一篇，用生命刻劃下來的動人故事……

二〇二二年十月三十一日

序場

一場芬芳之旅的美好意外

回首沒有很久的時光，也就是在二〇一一年的大年初一，我認識了再婚的妻子，然後我們就在二〇一二年的教師節正式結婚。遺憾的是，在那場婚姻當中，她並不愛我的孩子。甚至更遺憾的是，婚後她常常背著我不在家，用盡各種言語或行為的惡行惡狀，虐待一個半大不小的純真少女。這些年我找了許多牧長勸戒她，也找了幾位可以說得上話的長輩提點她，但是對於一個「油蒙了心的人」來說，好像怎麼勸怎麼說都是沒有用的（麻煩的是，這位小姐還是個在教會服事的「神職人員」）。

更慘的是，孩子就在虎媽繼母的對待之下，二〇一六年十二月開始了她人生中，漫長的身心醫療之旅。這些年來，照顧這個孩子種種的難以言喻與一言難盡，似乎好像必須另開一本書的時空脈絡，才能好好地說清道明。

總之，葳葳病得最慘的那段時間，約莫是在二〇一九年的五月到二〇二〇年的八月。同一時間的我支撐著離婚官司，以及孩子重病反覆住院的往復療養；在此之際，面對著台灣當前的高教現場沒有保障的專案教職，導致當我帶著生命的女兒四處顛沛流離，即或握有傳播學博士語藝修辭專業的我，「生不如死」都不足以精確的形容，那段時間我的身心感受。

在編劇的世界裡，很多時候劇作家為了送給觀眾一些「驚喜」，便會在情節中的某些吉光片羽處，巧手設計一些或佈局或伏筆，甚至各式各樣的「發現／衝突／危機／逆轉」，為的就是要吃住觀眾的眼球，讓他們目不轉睛地繼續鎖定。葳葳二〇一九年初夏住院的那一次，似是我的人生開始有了一個未知的轉折點……

長年父女相依為命形影不離，第一次和孩子分開如此長的時間，居然是孩子因為服藥過量，必須強制住進精神病房。當時詢問孩子為何服藥過量的理由，葳葳居然天真地以為：如果把一個月的藥全都吃光了，病可能會好得比較快；所幸第一回合孩子住院的主治醫師，是我非常好的朋友念生。於是就在念生與住院醫師李嵩濤的細心照顧之下，那段時間我好像可以有些喘息，趁著孩子被懸擱在醫院將近一個月的日子裡，我可以好好地整理一下，自己同樣凌亂的身心靈。

當時的我在某個職場中，得知同事的媽媽是位有名的園藝治療師。我心想：如果園藝真的能夠療癒一個人，那麼我要不要試著用這些花花草草，為自己同樣快要爆炸的臨界點，嘗試找一個轉移注意力的出路？

話說安頓葳葳的公主屋，有一個非常狹長的陽台，總體來說，如果好好善用的話，還是有足夠的空間，可以種些花花草草。於是我便趁著葳葳人生第一度住院（將近一個月）的那次機緣，展開了我接觸花草的舒壓之路。

知名教育學者迦納的經典論述「多元智能」中有云：一個人活在這個世界上，同時內建擁有「語言／邏輯／空間／音樂／人際／肢體／內省／自然」……八項智能。每個人透過或先天天分或後天學習，導致八項智能的高低強弱不一。

坦白說，從小到大我從來都不覺得我會具有所謂的「自然」智能。未料從那次種花種草的奇妙轉彎，我竟然發現我居然潛藏著「綠手指」的天分。不但能夠把花花草草種得有聲有色，甚至於還能夠「聽得見」花草在跟我說話……

如果說，花草也是一種帶有能量的活體，從家裡開始有了這些植物以後，整個公主屋的氣場氛圍，也開始有了奇妙的轉化。每當葳葳病況較為嚴重時，花草彷彿若有所知地也會死得特別快。風水書說，這就是植物們透過一死犧牲自己，在替照顧它們的主人報恩擋煞。當然，一旦家裡有好是要發生時，這些具有預知能力的綠色精靈們，好像也會透過盛開向榮，藉由綻放與主人們共榮報喜。

隨著時間的持續向前，場景來到二〇二〇年的十月底時，某次我突然突發奇想地想到：既然我是一個受過學術訓練的人，那麼我要不要也為這些花草植物，負責任地接受一個有系統的完整訓練……？於是，我便在這樣的起心動念之下，認識了園藝治療學者郭毓仁教授，並且在郭老師的循循善誘，以及恩文哥和慧婷姊的慷慨贊助學費之下，幫助我在艱苦的待業階段，拿到了人生中第一張始料未及的「園藝治療師」證照。

由中華環境養生學會所頒發的那張「園藝治療師」奇妙證照，它讓我在二〇二〇下半年因著必須辭掉工作，專心在家照顧孩子的逆水人生中，除了長年筆耕的稿費與演講費之外，活生生地硬是為我們父女艱辛的生活，靠著我用巧手製作療癒多肉植物，創造了另一筆可以安度生計的開源收入。因緣際會的修業期間，我又輾轉得知辦理證照課程的開南大學健康照護管理學院，即將開設另一個關於芳療的證照課程。

由於葳葳重病的那段時期，雅盈姊和龍潭渴望園區的諾瓦教育團隊友人們，為著祝福葳葳早日康復，送給孩子的豐盛禮物中，居然夾帶著珍貴的岩蘭草精油。雖說岩蘭草具有神奇的療效，但當時完全沒有任何芳療知識的我，竟然把如此珍貴的厚禮，調成一瓶奇臭無比的「鬼東西」，導致友人們的好意，就在我的笨拙之舉兀自白白辜負了。為此我開始又一次認真地思考：我要不要為了這罐調臭掉的精油，好好認真地上一堂專業的芳療課？只是在如此當下的天人交戰的待業期間，每一筆必須出去的錢都要小心翼翼地謹慎支付；先前園藝治療師的證照課程，已經有疼愛我的兄姊贊助學費了，如果芳療課程（並不便宜）的學費，倘若授課老師願意讓我刷卡分期，似乎成了我放在心頭上，向上帝禱告尋求印證的可能性。

所幸同樣也是虔誠基督徒的授課老師，在素昧平生的幾次信件互動往來之中，竟然也就大方地願意讓我刷卡分期繳付學費。看來，那罐調臭掉的岩蘭草精油，應該有望了……

第一幕

感官氣息

從我開始用古龍水的尷尬原因

印象中，我很早就開始使用古龍水了⋯⋯

時間回到國一，我人在復興劇校坐科的時候。當時分科我的行當是學「小生」，話說小生這個角色，和其他戲台上生旦淨丑最大的不同，就是小生在聲音的展現方式，使用的是高難度的龍虎音（真音＋假音＋半假音）。如果沒有一條夠好的嗓子，就算個頭扮相顏值條件再好，沒嗓子唱小生就是很吃虧的。還好我天生還有一條嗓子，再加上戲台上所有的男性行當中，也只有小生最常常跟女生一起配戲：時而和青衣飾演恩愛夫妻，時而又和花旦拍拖扮演男女朋友，時而又跟刀馬旦不打不相識愛得要命；情況特殊時，又會被神怪武旦看上包養，當個生活白癡弱智小白臉。

話說我會開始使用古龍水，起始的緣由竟然是如此尷尬的原因。時間回到某次國一夏天的排練教室，那時的我和小靜飾演《拾玉鐲》的傅朋和孫玉嬌。由於在對戲的過程中，我們常常會有近距離的接觸。只是每每近距離的眼神交會裡，小靜回應給我的能量並不是愛慕，反倒是更多的嫌惡與厭棄。這讓我在角色詮釋的過程中，一直會被小靜莫名的反應卡關，無法更深入地進入角色。

後來下戲之後，我便找機會和小靜溝通：

「為什麼每次演到那個眼神交會的點，妳給我的回應總是怪怪的……」

「嘿嘿，你不說，我還不好意思說。」接下來，且看小靜話匣子這一打開，便是一連串劈哩啪啦的臭罵連珠炮：「@#fh&% kn#&cx% *oj^$……。」總之，這一大串罵人的語意符碼，簡單來說，就是我身上的汗味體味很臭……

「……」小靜語畢，我尷尬到好想瞬間化為空氣，消失在這個空間裡。

倒是事後回想小靜所言，似乎也只有讓自己身上保持芬芳氣息，才能夠讓這個問題可以克服。於是當天晚上，我就跟訓導處舍監請假，去街上買古龍水。只是說，一個舞勺之年半大不小的孩子，買來買去也買不了「有名有姓」像樣的古龍水，但至少路邊廉價的古龍水，確實改善了我濃烈的汗味體味。尤其是當下次再和小靜排練場調情對手時，從小靜的眼神與臉部肌肉的線條便可以證實，小靜進入狀況了……

忘了說，戲台上除了剛剛和小靜眉來眼去的文小生之外，還有和刀馬旦「愛很殺」的武小生。

時間來到高一的那年，我和小娜同台演出經典名劇《穆柯寨》，她來穆桂英我是楊宗保。

有別於文小生的賣味兒擺砲，武小生在戲台上的每一招一式，可都是要花時間精雕細琢反覆練習，如此「台下十年功」認真火拼的一萬小時，才有可能換取到台上何其珍貴的完美一分鐘。

同樣又是高一的那年，陪完小娜唱完《穆柯寨》之後，馬上又陪小慧唱《紅梅閣》。只是不同於前面和小靜對手的「文小生」，以及楊宗保紮靠開打威風凜凜的「武小生」；《紅梅閣》劇中的裴舜卿，在戲裡是個「逃難的文小生」；因著劇情的需要，裴生必須保持「文小生的優雅」同時，又要展現許多高超的「全武行身段」（難，就難在這裡）。雖說楊宗保和裴舜卿的戲份與累度，遠遠大於風流倜儻的賣帥傅朋。但因為有過先前小靜的前車之鑑，讓我後來跟許多女同學同台時（特別是小娜和小慧的這一次），從此再也沒有因為汗臭體味，讓戲尷尬到走不下去的卡關窘境。對嘛，身體保持優雅芳香，這才像個小生!!!

有人說，一個人對於氣味的喜好，會隨著年齡的漸長而產生改變。關於古龍水，青少年的時候，我好像偏好海洋風的運動型香水，覺得這個氣味在我的身上很搭，也符合自己蹦蹦跳跳的年紀。後來上了大學以後，開始喜歡果香系的甜美氣息。出了社會以後，有一段時間喜歡花香系較為濃郁的男用古龍水。反倒是人過中年以後，以前年輕時不太能夠接受的木質調香水，現在上了年紀也比較可以欣賞那種「老阿杯的味道」，甚至開始試著漸漸喜歡（因為自己已經變成「老阿杯」了，哈）。

細數回頭，哇哇哇，半生的歲月裡，單單是使用古龍水的習慣，居然也就超過了三十年。那種出門沒噴古龍水的感覺，彷彿就像沒穿衣服上街那樣，心裡老覺得哪裡怪怪地說不上來。如果生活中偶爾遇上阮囊羞澀，偏又慣性使然情非得已，那麼我只好找機會混進百貨公司香水專櫃，假裝是要來買貨選貨，其實只是想在豬年狗月的某個即興街頭，隨手抓件氣味的衣服倉皇穿上，好讓多事的敏感嗅覺，覺得自己「聞起來」有衣裝感……

唉，回到寶蓋頭，我會和香水結上不解之緣，都是小靜害的！

當氣味作為一種禮貌

時間來到我博二的那一年……

話說那年，我修了一門扎扎實實一對一的課程，課名叫做「組織傳播」。授課教師秦琍琍老師是一位非常嚴謹的老師，同時也是我博一「傳播理論專題」必修課的授課教師。

以前在上琍琍老師的傳理時，「閱讀的分量、作業的難度、修課的壓力」，是所有學長姊與學弟妹們，每每回想起博班求學的往事時，人人皆有酸甜苦辣的共同回憶。也謝謝老師在我們入學時，第一門宛如見面禮「滿弓滿調」的精實課程，締造了日後每個人面對治學的戒慎，以及對於學術志業的無怨無悔。

說真的，比起博一「琍琍皆辛苦」（學弟妹們給這門課的封號）的硬課，班上還有五到六個人可以輪番上陣，分散極重無比的分量；博二的這門「組織傳播」可是我單槍匹馬，和老師對坐三個小時，面對依然，「閱讀的分量、作業的難度、修課的壓力」。畢竟老師並沒有因為只有你一個人修課，便把分量調整得輕一點，況且這門課又是老師奠定學術地位的「必殺技」：說穿了，就是老師治學的看家本領。可想當時每逢即將進教室和老師「如臨大敵」的壓力山大，至今依舊「琍琍在目」靈動清晰。當然，慢慢地和老師熟了以後，深知老師是個「嚴而不厲」的好老師，儘管表面上看起來像個殺人不眨眼的倩影刺客；但是老師的佛心其實早在你來和她一對一修課時，深怕師生二人一百八十分鐘冷場當機。因此老師還特別邀請去年有修這堂課的慧仙和長潔，擔任每週固定咖特別來賓。一來幫助課程順利進行，二來也讓兩位曾經修畢這門課的學長姊，陪著我溫故知新加深印象。

關於「組織傳播」這門我人生中，和全校最硬的老師一對一交鋒的博士班硬課，修課的歷程經歷了太多太多精采的故事。然而，回到本書關於氣息與味道的範疇裡，尤其是在「組織文化」和「性別與組織」的幾次深刻的討論中，我和老師激盪出直到如今，依然「琍」久彌新的精采對話……

詩人鄧恩（John Donne）經典名言說道：「沒有人是一座孤島」；於是人類在地球上，做為一種群居式的動物，每個人生而為人都需要組織，每個人也都隸屬於（至少）一個組織，甚至每個人活著都不能沒有組織。所以說有人的地方就會有組織，有組織的地方自然而然就會形塑成，屬於那個組織特有的文化。好比說，職場就是一種清晰明確的組織文化。

論到職場裡的組織文化，大到人與人之間的權力位階人格特質，小到自身一己的儀容穿著品味喜好，均涵蓋在組織文化的研究範疇裡。

當學校做為一個職場，以琍琍老師為例：在我的印象中，只要她有出現的地方，老師永遠都是穿著端莊優雅的套裝。老師說：身為一個大學女教授，人前本來就不能（也不該）隨便穿。所以她向來用她的衣著，尊敬她的職業。確實一個人的裝扮儀容，留給人的永遠都是具體的印象。況且人類本來就是外貌協會「視覺系的動物」，倘若職場不是一個隨隨便便的地方，那麼身處在這個組織文化裡的人，本來也就不應該對待自己的穿著是隨便的。尤其是當某些穿搭的策略，牽涉到這個人背後的專業性和說服力時：一個穿著正裝的男教授，肯定遠比另一個穿著汗衫的同業，站在公眾面前更具威望與公信力。「當然」，言及深處老師接著說：「氣味做為一個更細緻的穿著，如果這個人更講究的話，他連用什麼樣的香水，都必須審慎地考慮進去……」

在此之前，琍琍老師在我心中的印象，就是一個「典型化嚴格的大學教授」。可是當老師在課堂上講出這番道理之後，瞬間我真心認為這位執教組織傳播的女老師，真的是一位非常接地氣，且十足通情達理的細膩之人。即便回到學術專業人前，老師仍舊是個殺很大的倩影刺客；但我知道回到戲如人生的後台，琍琍老師確實是個溫暖體貼的周到一姊。

「其實剛本，」老師話鋒一轉：「老師早就發現，你身上永遠都有一股淡淡的古龍水味道。從這個生活小動作來看，老師早就知道你也是一個細膩之人。因為通常絕大多數的男生，不會特別去注意（甚至在意）自己身上的體味。但是願意留意到如此細節的男生，多多少少肯定都有一些與眾不同之處。畢竟當氣味做為一種禮貌，扣連回到組織傳播的人際互動裡，不論是體香髮香菸臭口臭，一旦這個人傳遞給周遭人什麼樣的味道，嗅覺的印象也就默默地烙印在對方的心底……」

透過博士班這堂課談到關於體味的這件事，老師給了我積極正面的鼓勵，並且要我一定要把這個「好習慣」，繼續長長久久保留下去。

脫離博士班六年半不眠不休的練功房後，如今的我也是一方學生心中，重視外在儀容「愛美的男教授」。尤其是某些嗅覺比較靈敏的學生，總會善意且崇拜地告訴我：「老師，妳身上永遠都有一種『美妙的味道』，上妳的課舒服極了……」

・本文獻給我所尊敬的秦琍琍教授

爸爸身上的味道

相較於「聽覺、視覺、觸覺、味覺」……如此直擊且具體明確的給力功能，彷彿嗅覺的被創造似乎是可有可無。殊不知文獻言道：細數人類細膩幽微的感官裡，唯有「嗅覺」最最能夠扣連得上，一個人曾經感受過的現象現場與時空記憶。畢竟當「記憶」作為一種「感受」，二者或歷時或共時的存在，無疑那正是一份既抽象又形上的明確知覺。就像風，明明看不見也摸不著，但你就是感覺得到它的存在。甚至如氣溫、氣壓、收視率、點閱率……等各種族繁一切牽涉到「看不見／聽不到／摸不著／嘗不出」：那些種種無法具體「見聞」或「聽聞」的形上存在時；那麼接下來恐怕你就得要試試看，能不能純粹就單單只用嗅覺來「聞聞」……。一旦聞到了當下的氣息且又能敏覺串流上，彼時應有共在的「人／事／時／地／物」，索性後續大腦的記憶便會以「嗅覺」做為一條「合理化」的途徑，將之既迅速又有效地封存歸檔。直到某年某月的某日某時，當你觸動到某個吉光下的片羽，傾刻之間原本無風無雨的浪靜風平，將會瞬間引爆一場冷不防的莫名天雷，勾起又一把意料之外的地火，然後經由嗅覺渠道的蔓延，排山倒海地喚醒其他的感官，讓你毫無招架之力地或欣喜異常，甚至氣炸淚崩崩潰當機……

時間來到葳葳三個月大時，那時我和她的生母，正經歷著一段「剪不斷，理還亂」的分合糾葛。一段好端端的婚姻，話說當有另一方「突然」不想跟你一起認真經營時，就算認真的那一方再怎樣地努力，到頭來「兩人三腳」的協力遊戲，那個本當該跟你「協力」的彼方抽腿拔手時；後續任由認真的單方如何「認」定，事情的最後也只能遺憾地失「真」收場。

血淚斑斑地那一陣子，原本坐完月子說想回娘家的那個人，到最後說不回來就不回來，還把襁褓中的孩子給帶走。起先思女心切的我，設法抽空來回五百公里的探視，後來乾脆把整個娘家接到台北住處的附近另租一起居，那人「仍。不。回。來。。。」不但不回來，還在外面勾搭上吃天喝地的酒肉朋友，甚至更惹了一屁股債。一度我有好長一段時間看不到孩子，搞到邊工作邊還債邊生氣邊想孩子的我，那一陣子已經不是生不如死可以形容。後來我幾經左思右想，決定咬著牙把孩子拎在身邊自己帶，不回家的那個人還跑去法院告我，弄到納悶至極的法官，覺得這一庭怎麼會是「逃家的告顧家的，欠債的告還債的，不管孩子的告照顧孩子的，逃避責任的告承擔責任的……」。就這樣，周旋了好些年被誣告的傷痛官司，最後法官透過時間浮出真相的判決，把相對較好的兩造結果，留給從此不必再認定，就此分道揚鑣的失真彼此。

揪心的一段故事，就是孩子有一段時間，見到爸爸卻不認得爸爸。沒有爸爸的生活中，年幼的她也只能找身邊「恰似爸爸」的男性，尋找「替代式」的父愛。直到後來爸爸自斷事業前途任督二脈，帶著因著父母離異重度失語的她，明明折翼卻還奮力飛行，那光景像極了陳綺貞筆下，活靈活現「失敗者的飛翔」。就這樣，一個袋鼠爸爸形影不離地帶著一個孩子，宛如真人版的《當幸福來敲門》情節，朝著隱約的天堂路方向，流血流汗流膿流淚地匍匐前進。走過訴訟離異，走過漫長單親，走過接枝再婚；再到後來因著在婚後的繼母虐待，再度走上護女斷婚宣告離異……

父女長年相依為命的整個情節一路走來，真的就是陳綺貞所言「英雄般地誇張悲壯」。只是多年來兼顧裡外累得半死的我，從頭到腳既不「瀟灑」也不「昂揚」；唯獨生活中自始至終使用香水的習慣，讓同樣也是高敏感的葳葳，在小小年紀的成長記憶裡，透過某個牌子的古龍水氣息，找到了關於「爸爸身上的味道」……

沒錯，就是那股爸爸身上的味道，讓那個當時半大不小日久分離，一度認不得爸爸長相的她，能夠快速串接想起「爸爸」的，便是那個牌子的古龍水味道。或許也正因為那股「嗅覺的符徵」，黏著著葳葳幼年記憶中，關於「爸爸符旨」的具象氣味與抽象氣息……；從此，父女之間的情感紐帶，憑靠著多了一樣關於香水的具體物證，牢牢捕捉「爸爸在這裡」的線索蹤跡。

漸漸長大後的葳葳，當她慢慢懂得何謂生離與死別時，有時容易胡思亂想的她，很怕無預警地在她還沒有任何心理準備的情況下，如同她的好姊妹小芳那樣，因著一場說不清道不明的無常意外，硬生生地便奪走了如山至親的寶貴性命。

孩子別怕，妳爸爸做事向來留前留後想頭想尾。所有在我死前我能託孤的、交代的、預留的、存放的……；妳那善於布局全觀思考的導演人格爸爸，早就已經全都精密規劃徹底想好了。假如爸爸死了以後，如果某天當妳非常非常想念爸爸時，妳就打開爸爸生前愛用的這瓶香水……

因為這款香水背後的複雜配方與香氛密碼裡，有著爸爸與妳從小到大，滿滿的記憶與種種的點滴。透過嗅覺的引領，妳會找到爸爸身上的味道，感受到爸爸就在那裡，透過香氣環抱著妳守候著妳，自始至終不曾遠去！

因為葳葳的那場病

如果沒有發生這些生命中的考驗，葳葳出生時的原廠設定，應該是個甜美自信、善解人意、孝順聰慧、敬虔善良的孩子。

幼年時的她，由於遭逢父母離異，導致生性纖細敏感的葳葳，因此罹患了重度的失語症。為了這件事情，我曾放掉一個男人生命中準備起飛的大好前程，專心在家照顧她。這件事情某次和某位文壇的長輩酒過三巡，老人家還語重心長地把我唸了一頓，覺得我真不應該選在一個創作者創作能量最最顛峰的時間點上，急流湧退回家帶小孩。偏偏那時候種種進退維谷的窘境裡，也只有選擇自斷任督二脈，回家當個袋鼠爸爸，才能讓重度失語的孩子，盡快早日康復擁抱陽光。

好不容易走出失語陰霾的葳葳，九歲那年遇上了爸爸再婚。未料繼母和爸爸結婚後，並沒有將她視如己出好好愛她，使得長年和繼母虎媽同在一個屋簷下的壓力，再度讓這個纖細敏感的孩子，身心狀況漸漸走樣。從最初的焦慮變成憂鬱，然後病況再轉為躁鬱與思覺失調。二〇一五年年底，十二歲的葳葳就在接枝母親的精神虐待中，開始接受身心醫學的漫長治療直到如今。

有一段時間，因為我在中壢工作，於是四方友人便不約而同地向我推薦了，桃竹苗精神科第一名醫：馬大元醫師。

馬醫師接手葳葳的時間，正逢孩子國中會考的極高張力時期。猶記得當時馬醫師說，青少年的身心疾病，變化的速度總是快過調藥的速度。好不容易眼看病況快要用藥物掌握住了，偏偏隨著失調的賀爾蒙與各種內外因素，使得整個病情又會像變形蟲一樣，演化成另一種不太一樣的身心局面。所幸當事人若久病成良醫，或是主要照顧者長期觀察入微的照護，隱約之間似是可以看出一個規律性的週期。以葳葳為例，她的病情很容易隨著季節的轉換，變化成另一種樣貌。還好她的週期我大致推算，差不多也就是三年一輪變化。一旦抓出整個時間的週期和病況的輪廓，照顧起來也比較有方向。甚至孩子慢慢地也會對自己的病情，從無意識的發病轉化成有意識地感知到，自己好像哪裡不太對勁。

從二〇一九年的四月三十日，到二〇二〇年的八月二十二日，這段期間孩子前後住院四次，平均每次大概兩個月的時間。過程中先後經歷了台北三總曾念生、新竹的馬大元、嘉基盧偉信、台北榮總陳牧宏四位醫師。其中有一段日子遇上了新冠疫情，使得病人住在醫院裡活像在蹲監牢，進得去出不來。同樣在那段風聲鶴唳的時間裡，家屬也不能隨意進出醫院探病照顧。孩子想家痛苦極了，每天以淚洗面。彼端爸爸的世界，也因著掛念住院中的孩子，難免心神不寧。好在那段時間我靠著種花種草，轉移身心壓力的同時，居然還誤打誤撞種出了「綠手指」的天分，並且還託這些花草的福於二〇二〇年年底，考取了一張園藝治療師的證照；以及隨後又陸續將兩張芳療、一張香水、一張創意肥皂、一張香氛蠟燭證照，藝多不壓身地一一入袋。回頭想想，或許這也算是我自己，為這段極度逆風的慘烈日子，種下些許因禍得福的伏筆轉機。

的確，有的時候冥冥之中，好像總有些無法解釋的（怪）事情，就非得在某個時機點上成就。主要是因為二〇二〇年暑假，我在南部教職的合約結束了。我義父郭承威長老得知此事，建議我快快結束掉南部的一切，先把病得一塌糊塗的葳葳帶回台北，回到我從小長大的教會藝人之家。郭爸說：人在軟弱中一家人（藝家人）大家聚在一起，大夥兒互相有個照應。

靠譜的乾爹打小就像我親爹，三十多年來一路看著我從屁孩直到如今。帶著孩子落難的刀口上，老人家還為著待業燃燒積蓄照顧孩子的我，每個月資助我們父女撐度嚴冬。

二〇二〇年八月至二〇二一年一月，那段待業的日子我啥兒都沒有，有的就是大把大把大把的時間。就這樣在那段專心在家照顧葳葳的八個月裡，除了乾爹的照應，以及一些不定期的邀約（稿酬、演講）之外；神奇的是二〇二〇年的九月中旬，我接到我兄弟楊忠衡的電話，要我過去他那邊幫忙掛一個顧問的工作，幫助我在那段青黃不接的時間裡，家裡多少還有一些收入的來源，不致徹底斷炊斷糧，月黑風高腦筋打結想不開，帶著孩子拿著麵條上吊（忠衡，我超愛你：啾咪）。

二〇二〇年的年底，我就在恩文哥和慧婷姊慷慨贊助學費，認真接受園藝治療課程裝備之後。尾隨著園藝治療的訓練結束，剛好那時候馬上隨之而來的，就是初階的芳療課程。雖然當時我有的是時間，偏偏待業階段口袋裡每一分錢，都要非常謹慎小心的使用。感謝那段捉襟見肘的刀劍日子裡，芳療課程允許刷卡支付學費。當初報名芳療課程的原始本意，只是單單想救回那時調壞了的顏蘭草精油。豈知如此極其簡單到貼近弱智的動念初衷，我若事先早早想到：浩瀚芳療是個雖美但卻奇難，且複雜深不易摸懂的專業知識時；那時候一窮二白的我，倘若小信定睛在看在不菲的學費，以及後續恰似黑洞般無止盡的深造鑽研，以及精益求精的自我投資……，看來，某種弱智的決定換個不一樣的視角，說不定還真是個睿智的選擇。

親愛的郭爸，在此謹將這篇文章獻給您。謝謝您數十年來將我視為己出，所有我人生中該有爸爸出現的大小場合，您永遠不缺席都在場。甚至當我為人父以後，您依舊用那份加倍愛我的愛，疼愛著您寶貝的寶貝（葳葳）。我想葳葳的病況能夠持續穩定與加速復原，除了爸爸的愛之外，爺爺的愛更是功不可沒。謝謝您，我那比親爹還親的親愛的爸爸！

第二幕

精油天地

從導演學的觀點，重新領悟君臣佐使

我從小學表演。大三之前其實我的志願，是想成為一個「能演、能唱、能跳、能說、能主持」的全方位表演者。直到大三的那年，受到「導演學之父」王生善老師的啟迪，這才徹徹底底地開啟了我，彷彿內建在生命基模裡，天生就是個幹導演的料兒。

說真的，導演的工作很像CEO，什麼都要懂，什麼也都要管。既統御管理整個製作裡大大小小的事務，還要對於各個工作的環節，適度地給予指導（甚至修正）。用京劇的行話來說，就是個「管事兒的」。

由於早年京劇的產業裡，並沒有「導演」這個專職專業，所以多半則是由類似「劇務」這類「管事兒的」，統籌一切所有湯湯水水的點點滴滴。從台上管到台下，尤其是在安排演員的卡司，以及排練過程中的盯場掌控，真的是「管到太平洋」無所不管。

在中醫用藥的概念拿捏裡，「君臣佐使」是一個安排與計算藥物品名劑量，以及考慮藥性彼此之間是否相生相剋的方向原理。

所謂的「君藥」，主要是在對應跟主治某種病症的藥物。在一帖藥劑之中，君藥必須是藥力最強，並且用量可能較多的藥材。至於「臣藥」則是用來輔助君藥，或是兼治身上其他病症的方子。

「佐藥」比較複雜，它的功能有三：「佐助藥」是在協同君臣藥，「佐制藥」則是解君臣藥副作用的藥。而「反佐藥」雖是藥性相反，但在治療中又能起相成作用的藥方。

最後論到「使藥」，則是用來引經調和的藥方，雖然藥性較輕，但仍扮演著不可或缺的作用。

如果說，每一支精油都有它的元神，就像每一齣戲劇中的角色，也都有它的角色性格，以及它在這齣戲裡，劇作家筆下所賦予它，必須承載的戲劇任務；我剛剛說了，芳療之難難在它融合了化學、數學、植物學、醫學、心理學（甚至命理學）等各種學科中，看似借光借火卻又渾然天成的天衣無縫。因此，當一個人要學習一個全新的東西，假如他能用自己最強或最懂的那套思路，找到二者「一通百通」的關聯點融會貫通，那麼便儼然找到一個：「四兩撥千斤」的神奇槓桿。

我要說的是，如果一場病症恰似一台戲，那麼這齣「芳療劇場」裡必須調度到的主次演職人員，便是考驗一個「管事兒」的人，如何運用睿智周旋調度，進而呈現出一台精采可期的好戲。

「藥」若是「角兒」，那麼「君藥」就是這台戲的頭牌（頭路活兒），所有後續調度出來的方子，全都是以君藥「立主腦」圍繞著它。一旦挑中了君藥，那麼它一定就是我下的劑量最多（最強）（甚至最猛）的方子。

「臣藥」則是這台戲的琴師（文場領導）與鼓佬兒（武場領導）。說穿了，一個角兒唱得再棒再好，到了台上要是沒有王牌琴師嚴絲合縫，領著其他絲竹樂器精密配搭；以及眼力勁兒極好的鼓佬兒，拎著一幫下手活兒配著托著襯著……；我只能說這個角兒上了台，也會相形失色許多。尤其是到了精采處，如果琴師卯起來、鼓佬兒也催起來，那麼這個角兒在台上，肯定就會跟著亮起來，得到台下全場觀眾的滿堂喝采。

至於「佐藥」，真的就是一個劇團戲班兒裡最擋用最好用，專門用來幫（ㄅㄤˋ）角兒的好角兒（王牌配角）。像是《貴妃醉酒》裡的高裴二卿（高力士、裴力士），或是《鎖麟囊》裡的靈魂丫頭梅香，便是一台戲裡人人皆愛的王牌配角。只是配角難演就是難在不能搶了主角的風采，同時還要讓觀眾認同他的存在，完全就是在考驗一個幫角兒的好角兒，如何拿捏分寸進退應對的高超智慧（還好精油這台戲不用搞到這麼複雜，哈）。

對了，整齣戲（尤其是一齣排場很大的大戲）若能顯出它的精氣神，同台的龍套上下手（就是「使藥」啦），個個也都必須精神抖擻，滿弓滿調的全力以赴。否則光是單靠台上主角配角鑼鼓場面兒猛使勁兒，輪到龍套上下手一出來就洩功（ㄍㄨㄥˇ）泡湯，那麼整台戲也差不多就被這群邊配的毀了一大半了。

以葳葳斷安眠藥這台戲為例：它的戲路就是要唱一齣關於「放鬆安神」助眠的本兒，因此你所挑的角兒（精油），就要看你想要著重加強哪個部分。假如是放鬆，就要用恰似主打放鬆的精油掛帥。倘若是安神，那麼就要把主戲讓給安神的精油來領軍。好比如果我差遣了薰衣草或甜橙，則是要主打放鬆。要是強調了檀香或乳香，便是在著力於安神。只是說關於這台葳葳的芳療催眠戲碼，無論以哪支精油唱角兒掛頭牌，這齣戲裡必定永遠都會有一位「超級王牌客串」，就是保加利亞玫瑰。也就是說，我用保玫（保加利亞玫瑰簡稱）貫穿了所有用在葳葳的各種處方裡。正因為這孩子天生沒媽，所以在氣息的世界裡，爸爸願意不計成本地在精油的天地中，讓它時時刻刻都有保加利亞玫瑰，恰似母親溫暖的擁抱與恆切的同在。這也是芳療導演爸爸我，至少能夠在嗅覺的世界裡，讓葳葳的母親從不缺席。

當芳療教母站在我面前時

卓芷聿，台灣芳療教母，芳療教育家。一九九六年創辦荷柏園，二〇〇三年創辦花漾芳療學院，二十餘年透過芳療教育，造就許多優秀的芳療人才。二〇一一年起受開南大學邀請，擔任兼任專技助理教授。

話說二〇二〇下半年，我正在接受郭毓仁教授的園藝治療師證照培訓課程時，透過汪秘書輾轉得知，郭老師的課程結束後，緊接著就是卓老師芳療的初階課。由於我心中一直對於那罐調壞了的岩蘭草精油，既耿耿於懷又萬分抱歉；儘管當時待業在家照顧孩子，除了時間之外什麼都沒有的我（尤其是錢），對於報名芳療課程的學費在哪裡，始終是我那陣子頭痛不已的心頭煩事。後來我在幾度迫切禱告，思考「沒有錢（足夠的現金）繳學費，但仍舊可以報名參加課程」的方式，真的只剩下「刷卡（付學費）」的唯一解套方案。然而卓老師能不能讓我刷卡付學費，仍舊是一個七上八下的未知數。那段時間我的心情像極了《聖經》裡，以斯帖皇后要去見亞哈隨魯王那樣地緊張。最後我終於還是鼓起勇氣，透過汪秘書給了我卓老師的聯絡方式，斗膽寫信告知卓老師我的窘境，以及此刻的我非常想上這個課程。感謝主，信件那一頭的卓老師，不但是個成功的企業家、專業芳療師中的老師，更是一個虔誠愛主的基督徒。仁慈的卓老師不但讓我刷卡繳學費，甚至還打折並且分期攤還。都還沒見到本人，就先領受到卓老師的美善與馨香；可想而知如此精采的開場，此人一定也是一個精采可期的人。

上課的第一天，雖然帶著大包小包大件小件的上課教具，但這些包包件件的隨行累贅，竟然完全沒有讓優雅的卓老師，流露出半點的醜態狼狽。此外，開朗的個性與溫柔的性情，加上極其專業信手捻來的芳療知識，讓卓老師一整個像極了奇幻故事中，善良佛心的白魔法女巫。

由於那天的教室空間，空氣品質並不是很好。促使我那敏感的鼻子一進到那環境時，像極了「人體空氣清淨機」，靠著拚了命地打噴嚏的失態行為，做為一種對於該空間「空氣品質不良」的具體宣告。

對於陣陣的噴嚏聲打斷了卓老師的上課，老師不但不介意，甚至當下恰似變魔術似地，隨手變出一個鼻滴瓶，立馬調了一個抗鼻子過敏的精油處方，做為我們師生之間，最直接且最實際的見面禮。神奇的是，滴入並吸進卓老師給的處方後，連連的噴嚏也就聽話地止住了。如此真人現場完全沒有經過套招的活體見證，又一次充分展現台灣芳療教母的專業能力，以及這些神奇的精油療效，真是徹徹底底無話可說。

在那堂和老師初次相見的課程裡，豐富的備課內容，除了滿坑滿谷的芳療專業知識之外，老師更會搭配著課程的進度，讓我們實作許多諸如護唇膏、美容油、潔牙粉、嗅吸棒、按摩油……等各式各樣的精美小物。儘管我不是個愛美的女人，但是對於這些透過課堂上，親手製作出來的精緻美好小物，自己無形之中也變得愛不釋手。

課堂中老師一直鼓勵我們，自己做的東西自己更要用，這樣你才能夠恰似化妝品專櫃專業的小姐，因為常常使用自家販售的化妝品，知道每一個產品的特性與效能，相對也才能非常專業地向每一位購買者，精確闡述每一個物件的細節之處，進而滿足客戶的需求。所以每一次只要上完卓老師的課，回家總是帶著一堆香噴噴的課堂實作成果，進了家門連葳葳都驚訝無比，難以想像這些「看起來跟真的」的美妙東西，竟然是出於她硬漢老爸的雄壯厚實之手。

我是一個學表演的人，某個個性十分纖細敏感的作家朋友，很怕跟我們這種人相處。因為他說我們這種把表演學到骨子裡去的人，天生都有一種把人看穿看透的職業本能。

我要說的是，在我的成長歷程中，我看過太多太多戲劇系裡，那些擅於裝模作樣的高手；同理還原到人生如戲的狀態下，我更能一眼望穿這些演技本來就不如戲劇系達人的日常素人們，他們脫妝掉漆的肉腳矬態，我就差當場沒有拆穿他們，讓這些麻瓜下不了台。然而我要說的是，扣除掉老師在人前上課侃侃而談的專業與端莊；即或當她切換到私領域自然而然的狀態時，持續端莊的儀態與優雅的身段始終都沒有「破功」。正確地說，卓老師根本就是一個從事芳療工作，不論專業能力與人品進退，均已達到「表裡一致」的美善馨香。加上卓老師長年虔誠的基督信仰，更是將她的外在芳香職業與內在靈性品格，調和到一個真人實事版「才德的婦人」（詳見《舊約》箴言第三十一章）的境界。

當台灣芳療教母站立在我面前時，老師的氣場所呈現出來的，完全沒有高貴冷香難以親近。甚至更有一些（號稱自己是）芳療大師（的人），硬是把芳療融合怪力亂神的命理玄學，把自己搞得一副裝神弄鬼的德性，像極了一個用芳療在詐財的神棍。相形之下，反倒是親切無比平易近人的卓老師，所穿透傳遞給周遭人的能量，宛如無比強大卻又極致溫柔的保加利亞玫瑰精油，總是讓人沉醉在它超強的療效同時，卻又十足享受在人類母性，溫暖恩慈的氣息芬芳裡……

遙望芳療的那座聖母峰

說真的，當時想去上芳療課的起心動念真的很簡單，簡單到就是只是為了想把葳葳先前那罐搞臭掉的岩蘭草精油給救回來。只是沒想到，一旦踏進了這個領域之後，才驚覺芳療的世界竟是如此地博大精深。

桃李滿天下的卓老師，是一個充滿正能量的優質良師。許多領受過卓老師化雨春風的學生們，均會追隨卓老師後續的課程，恰似追劇般地鐵粉與忠誠。像我，就是其中一個死忠的「卓粉」。死忠到出師後的我，甚至還被芳療門市同仁們，冊封為「男版卓芷聿」……（哈）

回想初階第一堂課的我，因為第一次接觸芳療，所以課堂上對卓老師提到的許多知識與訊息，都像鴨子聽雷那樣的陌生，甚至於根本就是整個被課程拖著跑，完全沒有任何招架的力氣，乃至得以站在浪頭上（任何先備知識）的快感。所幸由於受過博士班嚴謹扎實獨立研究的自學（治學）經驗，至少我是有能力到坊間書店，拿起各種我可以接受，或是我有興趣、讀起來比較順熟的芳療書，回家自己開卷自學。也就是說，站在卓老師的肩膀上，藉由卓老師所為我們詳實整理的武功秘笈作為基礎，然後放射延伸出去合縱連橫自行融會貫通，這才深刻地目睹芳療的浩瀚淵博。因為這是千百年來中外諸多高人們，透過「神農嘗百草」的務實精神，一棒接一棒代代相傳，直到今天仍舊在不斷進步持續進化。

說到芳療，它很像當年我所攻讀的傳播，涉及到許許多多跨領域的專業知識。也就是說，要把芳療搞懂搞通，要懂的東西真的太多太多。首先，芳療牽涉到化學的成分因子，並且還關聯到數學比例的精確計算。不但如此，由於這些精油的前世今生，都是來自於某種植物萃取醞釀，所以還要接受植物學的洗禮，以及回到實作面時，知道採以什麼樣的萃取途徑。

再者，身為華人鑽研芳療，更要觸及到中醫乃致筋絡按摩方面的知識領域。最後，透過芳療面對病患（個案／求助者）的身心狀況，芳療師還要懂得基礎醫學與諮商輔導。晚近更有芳療師結合命理玄學，利用這些迷人的香氣融入超寫實的論述，像極了取香賣味的江湖術士。

不過話說回來，還好當初我的「憨膽」並沒有想那麼多與那麼遠，否則要是得知學習芳療，要經歷這麼多的重重難關，我應該早就舉白旗宣告放棄了。

芳療在我心中，是一個集結了化學、數學、植物學、醫學、心理學（有的門派還加入了命理學）的多元跨領域專業知識。我想，它的難，應該也就是難在這裡。畢竟如何把這些南轅北轍的知識，通通有系統地串流在一起，確實不是一件容易的事。

如果芳療是座聖母峰，那麼這幾個不同的取徑，都是可以登峰造訪的路，只是登山者取道為何，那就全看這個人是以什麼樣的腳程優勢，踏入這座深不可測的寶山。

以我為例：我是一個打從十歲坐科學戲劇的人，戲劇這件事情對我而言，早已內化到骨髓幾近「成精」的地步。倘若化學、數學、植物學、醫學、心理學（甚或命理學）讓我擇一而入，我肯定會從心理學的角度進去。因為心理學對一個受表演訓練的人來說，壓根兒就是無需言說的核心脈門。畢竟當表演者必須來回返身遊走在「真實人生」與「戲劇世界」的周旋往復，心理學的沿途確實是我比較熟知的途徑。至少當我學習將每一支精油「擬人化」以後，融合戲劇文本角色心理自傳的刻畫，順勢滑入精油的世界，便會是我攀登這座聖母峰時，透過生命經驗可以為我壯膽前行的識途取道。

博學的卓老師，對於精油多元多樣的知識，如假包換活像是一個熟讀劇本的敬業演員，不論從芳療的哪個領域切入，真的就可以真槍實彈說來就來且說有就有。

論到精油的化學成分，每每卓老師在講那個段落時，我真的就是鬼打牆鴨子聽雷。可是當老師如數家珍地解說著每支精油的化學成分，甚至彼此之間因著化學成分的相生相剋，如何達到完美互補，聽得我只能用遠鏡頭遙遙望著卓老師，論述著這一串超級卡腦且我可能一輩子都摸不懂的東南西北。

每一堂課裡，卓老師的課程設計也必定會在理論中，穿插融入某些精采的實作。進入到實作的課題時，往往必須考慮到使用的容器大小，以及精油和各種調和的或基底油、酒精、乳液、膏物之間，彼此的劑量比重拿捏；甚至有些時候，這些劑量成分還要套公式，加以換算或驗算，壓根兒就是一堂數學課。因為如果不小心算錯了，有可能代誌就會很大條了。

由於我自己本身另有園藝治療師的證照，所以稍微對植物有一些些背景知識的了解。話說每一支精油前世今生的由來，一定是從某種植物的原型幻化而成。一旦論到這支精油的功用療效，肯定在所難免得要跟著還原到，這個植物原產地的氣候土壤與客觀物理情境。畢竟這些外在的環境因素，顯然也隱隱約約地形塑了這支精油，共時交織關於內心深處的靈魂。例如生長在冰天雪地的西伯利亞松，氣息裡總有一份歷盡風霜的成熟清香。或是曝曬在陽光下的柑橘水果（甜橙、檸檬、葡萄柚、佛手柑……等）們，每每聞到它們的芬芳，就會感受到風和日麗的溫暖陽光。

回到芳療知識的進化光譜，當你潛心進入到文獻裡，去細細品味好好研讀時便不難發現：如此這樣一個豐富多元的跨界學門，竟是許多古今中西醫師與藥師們，透過「醫學的嚴謹、科學的驗證、藥學的臨床」，一步一腳印之下，才有今天的康莊成果。尤其是每每當卓老師講到中醫時，那些複雜的五臟六腑經脈穴道，以及各種病灶和這些穴脈臟器之間的因果關聯，到了卓老師的嘴邊，完全不用看讀稿機，照樣滔滔不絕頭頭是道。什麼是硬底子？這就是硬底子！說也說不盡問也問不倒，並且還能舉一反三旁徵博引。

寫到這裡，回到喜瑪拉雅山的入口登山處：突然覺得卓老師真的是這座山宛如「土地婆」級的嚮導；無論你想從印度、西藏、尼泊爾、不丹甚至巴基斯坦……任何一條幽深小徑，切入芳療的這座聖母峰；話說在卓老師的大腦GPS裡，她總能以「反射動作」似地超快反應，精確迅速地定位出你的現在所在位置。

話說那罐我調給自己的美容油

在初階第一堂課的實作作業中，其中有一項隨堂製作的小物，是自己調給自己用的美容油。老師說：由於美容油是塗在臉上的，所以一定要用自己最喜歡的味道與氣息。語畢，每個人便湊到老師帶來的精油箱旁，上下品息著各式各樣的精油，為的就是精挑細選找出自己「最喜歡的味道」。

等到味道挑好東西也製作完成後，老師便交代大家：這次的回家作業，就是自己使用自己調出來的美容油，然後下堂課和大家分享，「自己用自己做的美容油」的使用心得感想。

由於卓老師的課是週末在外縣市的密集課程，所以那個星期六我沒回家，選擇落腳住在附近的便宜旅館。等到晚上放水洗澡時，恍然想起老師交代的回家作業，於是我便拿出行李包袱，從上課製作的瓶瓶罐罐內容中，找出那瓶自己調給自己的美容油。

說真的，一個大男人從小到大，若不是因著這些芳療課程的上課實作作品，否則我很難有機會拎著這堆香氣迷人的瓶啊罐的。坦白說心情感受已經夠違和了不打緊；即使就算選在四下無人，沒人覷見搭理你的私密環境之下，還要使用這些「自己調製的」精啊油呀膏嘛水的，然後在課堂上公眾分享自己的使用心得……；倘若這不是老師「規定的作業」，否則我真不想做（因為感覺很怪）。

噢對了，關於那瓶美容油的味道，課堂上我從精油箱的大小眾多芬芳中，再再來回反覆品覺了各種氣味後，我選擇了甜橙。

回到飯店洗澡時，因為雄雄想到那瓶美容油的事，結果我竟濕著身子從浴室赤裸走出來，來到床邊的包包裡翻找著這份「特別的回家作業」。好不容易找到了，我就帶著它回到浴室，將之均勻塗抹在臉上後，累了一整天的我便三七二十一地，跳進了浴缸裡放鬆半寐……

「……」

怎麼搞的？明明就泡在浴缸裡的我，為什麼「止不住的汗」竟然會從眼睛裡，關不住地流洩出來……

等等冷靜！我是一個受過半輩子精密戲劇訓練的人，理應對情緒記憶與生命經驗的自我覺知，具備比常人高出許多倍的敏感度才對。

說真的，當下我並沒有刻意去止住潸潸的淚水。只是透過眼淚滑過臉龐的提醒，我切切地從知覺現象的認知基模中，翻箱倒櫃地尋找，究竟是什麼觸動了這兩行停不下來的淚。對啊，人在流淚時勢必會附著著某種情緒；只是這串淚背後的情緒，經過我的理智再三檢證的結果，它並沒有半點兒的悲傷，也沒有半絲壓抑的憤怒。那麼這淚水深層的元素，到底承載的又是什麼潛意識裡，某段早早被遺忘的回憶？還是某筆隱而未現的訊息？

定靜的冥想之間，隨著意識流的引領，好不容易記憶的畫面來到了高三那年，我在復興劇校坐科的某個週末午後……

那天，全校上上下下都出去參加雙十國慶的演出，唯獨我一個人留守在學校裡。那個中午學校的廚房並沒有因為只有我一個人開伙，反倒是幫我準備了一人份的便當後，廚師叔叔見我一個人形單影隻，突然想起廚房裡還有一些新鮮的柳丁，「趁新鮮拿去吃吧，」叔叔溫暖地說，「今天的天氣還不錯，希望你今天也開開心心……」

原來精油會隨著熱氣，加倍彰顯出它神奇的療效。而塗抹在臉上那個用甜橙做成的美容油，竟然就在「未經我的（理智）允許」之下，喚醒了這段約莫三十年前，我幾近忘得一乾二淨的青春回憶。

印象中，當時被留守在學校裡的我，心情無比的低落。畢竟我所就讀的學校，是國家傳統戲曲的搖籃。每年中華民國的國慶大典，也必定是全校上下全體動員，莫不是擔任開場極其盛大的節目，再不就是承接國慶壓軸最最精采的表演。儘管校方當時給我的說詞，是因為我馬上要考大學了，希望我可以安靜地在學校裡溫書自習；只是在所難免無法參加國慶的低落與失落，心中還是存有著或多或少的遺憾。

吃完中飯後的我，百無聊賴地帶著那包約莫二十顆香甜的柳丁，我就坐在依傍著學校旁的碧湖邊，曬著太陽吹著風，宛如時空靜止靜靜地，享受著那個永恆的寧靜午后。

敘事的時間回到浴缸裡的現場。經歷完這場深度的「心遊」之後，非常確定的是，那兩行淚真的沒有帶著任何悲傷憤怒的負面能量。更可喜的是透過甜橙精油的溫馨提醒，引出了一段失而復得的年華韶光。

如果說精油是從植物的生命萃取出來的「元神」，那麼移步換形後的它，除了保留了原有物種的氣息芬芳之外；假如這個植物背後，真有某種療癒身心的功能作用，那麼就看某個需要被療癒之人，他相不相信與願不願意接受芳療的洗禮。本來我是鐵齒不信的，後來先是和卓老師初見面時，那瓶為我量身特調，片刻止住了鼻子過敏的鼻滴油；乃至下課後我調給我自己的美容油，因著甜橙的怡人清香隨著嗅覺的隱隱啟動，拾回了一段記憶深層背後，宛如甜橙般充滿活力的青春撕頁……

父愛，就是最好的芳療配方

記得初階課程要結束前，老師規定每個學員都要找一個對象（個案／病患／求助者），針對他所面臨到的身心問題，透過課堂上學習到的芳療專業，以及對於每一種精油的功用特性，開出專業的處方。

我當時心中的心念只是簡單地想著：如果初階的課程可以成功戒斷，孩子長年服用的身心安眠藥，那麼我就藉這次的機會為葳葳設計一個，讓他斷安眠藥的助眠處方。

當我開始上山下海，透過各種芳療文獻的指引，發現能夠幫助入眠的精油其實不少（例如薰衣草、甜橙、花梨木、快樂鼠尾草⋯⋯），但能夠根治葳葳睡眠品質的配方，就必須量身規劃。畢竟一千個失眠的人背後，至少有（超過）一千種各自遭逢的生活情境；除了基礎的助眠配方之外，更應該為葳葳的需要，找到最適合他的配方。

葳葳睡不好的主要原因，是因為這個孩子本身高敏感，心念太多心思細膩。加上長年承受虎媽繼母的嚴厲管教，身心承受大量的辱罵與驚嚇。導致日有所思夜有所夢，所有白天當中抑鬱的憤怒與難過，種種負面的情緒便在睡夢裡，一一登場個個浮現。所以說量給她的配方，除了基礎的助眠精油之外，更應該在這當中，修補他真正內心深層的需要。

書上說，乳香具有超強修護身心傷口的療效，（東印度）檀香具備了強力的安神作用。而價值連城的保加利亞玫瑰，則有強大的母愛與溫暖，可以將所有的一切擁入懷中。酖難（當然），這幾支單方精油的價錢都不便宜，尤其保加利亞玫瑰更是滴滴皆珍貴的人間極品。況且那時人在待業中的我，每一筆出去的錢都要格外的小心。雖說這幾支精油書上都有提到「替代」的配方。只是當「為父的心腸」腦衝滿格時，任由明白天下父母心者皆知，倘若我能用最好（甚至是最貴）的配方，我也會想方設法為著孩子的需要，咬著牙變出來。

感念人在患難中，雖然手上的現金極其有限，但是如果謹慎使用的話，其實信用卡的額度算是相當有餘（但前提是：要非常非常小心地使用）。就這樣，這段日子所有和芳療有關的「學費」與「（昂貴的）材料費」，我就一股腦兒通通「憑信心」，「奉主的名」給它通通勇敢，並且毫不考慮地刷下去。

時間回到初階結業的考試考場。當我講述著葳葳的病情，以及透過文獻對應著適合這個孩子，能夠使用的精油處方時；即或芳療對那時候的我而言，是個完全陌生的知識領域。由於我在博士班受過「獨立研究」的訓練。於是便用有限的時間與能力，透過自學的結果，為心神煩亂導致長年失眠的葳葳，規劃了諸如保加利亞玫瑰、檀香、乳香、快樂鼠尾草、薰衣草、花梨木、甜橙，七大處方，做為這次證照考試的書面報告。

我永遠不會忘記，溫暖的卓老師聽完我的簡報後，居然告訴我說：

在聽你的簡報之前，我以為我們是師生的關係。可是當我聽完你的簡報，且看你用的精油處方後，我根本就覺得你是個很有經驗的同業，完全不像一個芳療的初學者。

我必須說，你使用的處方精確度，在我看來真的沒有什麼問題。我很難想像一個芳療的初學者，竟然可以如此大膽調度這麼多支，既多元且複雜的精油處方。因為一般初學者不會（也不見得敢）用到這麼多複雜的配方。

重點是在這份報告裡，你有一個很重要的配方沒有放進去，那就是……父愛。在我看來，父愛是這個處方中，最珍貴且最有效的配方。當你放了這個配方之後，後面無論你放什麼精油，葳葳的病就是一定會好……

聽完了卓老師的講評後，我竟感動地躲在廁所裡，百感交集地哭了起來。原來父愛才是這裡面，最最珍貴的配方。也唯有放入了這個配方之後，葳葳的病情才能夠得到改善漸入佳境。

謝謝卓老師的細心教導，就在二〇二〇年的十一月底，我幸運地通過了澳洲芳療協會台灣分會的初階芳療認證。並且從十二月初開始，我便按著考試時所為葳葳規劃的處方，變化幾種使用的型態（助眠泡腳包、睡前按摩油、床頭擴香石）每天使用。慶幸在二〇二〇年十二月二十五日葳葳回診時，經過主治醫師的金口宣告：葳葳從那天開始，永遠不用再吃安眠藥了……

感謝主，這是二〇二〇年的聖誕節，上帝透過卓老師送給我們父女最美，且最具有生命意義的聖誕節禮物。

謝謝卓老師！

救救那罐惡臭的精油

拿到初階芳療師證照的那一晚，回家的第一件事情，就是想起諾瓦教學團隊，送給葳葳的那瓶岩蘭草精油……

你知道嗎，岩蘭草其實是一種非常有療效的精油。當它的根部被提煉幻化成精油後，除了有強力的護膚功能之外；根植於泥土裡的它，自然帶著一種深深的后土氣息。喜歡這味道的人，覺得這樣的氣味傳遞著某種「安全感」；但不喜歡的人總認為，岩蘭草有一種「怪怪的」臭味。

記得我從雅盈姊同事那兒接過精油與基底油時，由於那時候的我，對於精油方面的知識一無所知；加上敏感的葳葳，對於岩蘭草的味道也不領情，結果調出了一瓶「儘管（可能）有療效，但是味道極其怪異」的鬼東西。

課堂中，我曾和卓老師分享這段故事。卓老師說：

每個人對於香氣的喜好不一；尤其調出來的處方，如果是要給當事人（案主／病患）使用的話，首先第一關：這個處方（精油）的味道，一定是要當事人喜歡的氣息；否則就算這個處方（精油）的療效再強，當事人不喜歡（或不用）也很可惜⋯⋯。

知女莫若父。由於葳葳從小是我手把手：把屎把尿拉拔長大，對於她喜歡什麼味道，為父尚且略知一二。

當然，自從爸爸進入到了芳療的殿堂後，葳葳也會從旁跟著一起探索這些芳香的精靈。盤點「果香／花香／木香／草香」幾大系的精油家族中，葳葳對於果香和花香，本身沒有什麼拒絕。反倒是木香和草香，她的喜好就會非常地兩極。我曾經試著某些對她相當有療效的精油，例如木系的絲柏和西伯利亞松，葳葳聞後就是擺個苦臉皺個眉頭。或者是草系的茴香或芫荽子，直觀的葳葳不喜歡就是不喜歡。

好吧，既然卓老師說處方的「味道好不好」，當事人（案主、病患）「喜不喜歡」，扮演著第一關的神聖角色；那麼如果要拯救這罐惡臭的岩蘭草精油，恐怕我就得先從葳葳喜歡的果香與花香系的精油下手。

由於精油的世界，眾多的處方彼此之間有著某種君臣佐使的協同作用。如果用對了處方，效果就會加乘。倘若用的處方沒那麼到位，療效自然也就或多或少的打了些折扣。

當我具備了芳療知識之後，我能同理下這個處方的諾瓦老師，希望用岩蘭草給人「寧靜安詳，深深被大地接納保護」的起心動念。於是我便從這個處方的概念，提煉出「安神、放鬆、平靜」幾個關鍵字。然後再從這幾個核心關鍵字裡，回到花香果香的療癒資料庫中，尋找可以協同加持的配方。除了保持住對治葳葳的身心症狀同時，更重要的是，回到「氣味的第一關」，就是要把岩蘭草的味道「蓋過去」，但仍舊保留住岩蘭草意欲傳送給葳葳的療效。

在這場「挽救岩蘭草精油」的工程中，芳療導演爸爸調度了以下幾支精油，分別有：

打頭陣的甜橙。由於甜橙本身在果系的精油中，扮演著比檸檬、葡萄柚、佛手柑更明確的鎮靜放鬆感。所以每逢要下關於放鬆鎮靜的果香處方，甜橙肯定就是我一定會用的「固定咖」。

接下來第二支來搭配的要角是乳香。由於乳香是具有強力修護身心傷口的神聖精油，加上乳香精油有著非常強大的安神功能，這對身心受傷且又容易心煩意亂的葳葳，起著相當關鍵性的療癒使命。

葳葳是個玻璃心的孩子，所以能夠鎮靜抗鬱，讓人帶來幸福感的快樂鼠尾草，更是這次的「挽救岩蘭草計畫」中，又一個必須強力指名的芳香天使。

最後，像葳葳這種從小沒有被母愛滋潤的小孩，貴為精油之母的保加利亞玫瑰，由於它濃醇怡人的玫瑰氣息芬芳裡，帶有著強大溫柔的母愛力量。這支功能多元的頂級精油，雖然價值連城貴得要命，但是不論你是要將它用在滋潤肌膚養顏回春，或是要用在安撫心靈修復創傷，都是一等一（但是極貴無比）無話可說的最佳首選。

就這樣，原本的岩蘭草被葳葳打槍之後，拿到初階證照的芳療導演爸爸，回家後的首要任務，就是重新在這部「療癒葳葳身心的芳療劇本」裡，當機立斷另發甜橙、乳香、快樂鼠尾草和保加利亞玫瑰通告。從原本岩蘭草的獨腳戲，另行調度了四位精油界的「好角兒」，前隊接殺後隊接應，擺開「五梅花」開打陣勢一一上陣，把這台「立意良善的氣味歹戲」，透過嗅覺的收視率，先把打在手背兒上的基本盤給救回來。

「嗯，好多了，」葳葳滿意地笑著：「爸爸，你好強噢……」

廢話，那還用說嘛！（撩髮……頭都禿了，還撩什麼呀，哈！）

第三幕

香水世界

香水王國的七大支派

如果說香氣是人間賦予嗅覺的美好事物，那麼人類文明早在遠古時期，就已經開始和香味結下了長遠與極美的綿長馨事。

遠在好久好久以前的神權時代，人類便開始運用焚燒出來的馨香，透過宗教祭典的儀式，作為祭祀的必備程序。因為老祖宗們深信，這些裊裊香煙足以化為傳遞人神之間，心思想望意念交流的信息紐帶。

由於香味所釋放出來的能量，能夠改善環境調整氣場，因此除了將之用在宗教儀典的場合；回歸尋常百姓的日常生活，更是崇尚氣息品味的男女老少，尤其歷朝歷代的王公貴族們，個個對它愛不釋手戀戀難忘。

後來，隨著物質文明的持續進展，時尚業更是將香水徹底發揚光大。從此這些美好的品嗅氣息，便開始展開「品牌化」、「風格化」、「價格化」的春秋之戰。

卓老師說，一個傑出的香水調香師，必須要有過人的嗅覺能力。並且在駕馭眾多氣息的過程中，能夠巧用扎實的芳療知識同時，並且融入自己對於氣味的創作。也就是說，一支香水的創作歷程，調香師的身分就好似一位懂得駕馭顏色與構圖的畫家，結合過往的經驗與內建的天分，將一支香水揮灑出一幅繽紛畫作的精采歷程。

在香水的嗅覺地圖裡，人們用氣味的風格，為其劃分出七個不同的氣息疆域。這七種不同的風味調性，分別有柑橘調、花香調、木質調、馥奇調、西普調、東方調、美食調。

柑橘調屬果香系，給人活力清新的陽光感受。花香調走花香系，突顯花系氣息的柔美。木質調則以樹皮或樹脂，經過提煉而成的沉穩氣味。這三種調性的香味命名，比較容易從字面上猜知一二。反觀馥奇調、西普調、東方調、美食調，在名稱的字義上便需要做些延伸性的解釋。

先說馥奇調吧。這是十九世紀知名香水調香師 Paul Parquet，在一八八二年所創作生成，如今早已停產的絕版經典香水「皇家馥奇」（Fougère Royale）。話說這支香水的基本成分，運用了草香、果香、苔氣的同時，並大膽添加了人造香料「香豆素」為之定香，推出後大受市場歡迎，並且引來後續諸多調香師，爭相臨摹延伸索驥模仿。久而久之這支香味風格成派成系，成為香水界公認的典範。

關於西普調，它的典故源自於希臘的一座小島——賽普勒斯（Chypre）。傳說中這個地方是美麗女神維納斯的誕生之地，同時也是西普調的起源。曾有義大利的考古團隊們，在賽普勒斯島上的某個古老坑洞中，透過蒐集到的陶片古物上，找到香水氣息的蛛絲馬跡。隨後經由科學儀器的化驗，得知這些先人們使用的香水，帶有香草與鮮果的成分。相傳這就是西普調香水的根源雛形。隨著時空的物換星移，時間來到了一九一七年，知名調香師 Francis Coty 巧用柑苔混以木系樹脂，創作出帶有濕潤感風格的香水「Chypre Coty」，上市後引發各界人士的喜愛；各界調香師見勢也尾隨之後乘勝追擊，紛紛推出各家廠牌的西普調香水瓜分市場。日久該調性的氣息因著普羅大眾的喜愛，亦正式列入香水氣味的傳世風格流派。

說到東方調風格的香水，首先我必須強調，這個香水支派的味道，並不是東方人自己所設定（設計）出來的氣息。而是歐陸的調香師們，運用遠東的辛香香料，對於遙遠東方的神祕幻想，所編織創造出來的異國想像。當這些遠在東方的木香草香花香果香，在調香師手上一一轉化為香水的完美再現，意圖創造一份沉著冷靜內斂性感的豐厚氣場。這樣的香味不僅成熟男人深深迷戀，對於追求勇敢獨立的女性，同樣也是為之著迷愛不釋手。

相較於高貴的花香調香水，「美食調的氣味」似乎顯得較為庶民與日常。

即便如此，這些甜點糕餅的幸福氣息，仍舊受到世間男女的廣大支持。雖說這個支派的香水典範，出現在晚近的二十世紀末；然而自一九九二年 Thierry Mugler 的天使（Angel）女性的淡香精問世，其間由各式甜食所串連成的可口馨香成分，加以愈來愈成熟的人工單體定香劑的相輔相成，使得原本應該出現在餐桌上、糕餅店、咖啡廳、遊樂場的甜美氣息，瞬間被收納在精美的香水瓶子裡。也就是說，當各種美食的食材氣味，經由調香師的巧思，紛紛再生成美食調的香水後，這類的香水同時滿足了愛用者，修飾體味與口腹之慾的雙重想望。

除了上述這七大支派的香水體系之外，在這個繽紛璀璨的嗅覺光譜奇幻世界裡，仍舊還有一些實體上「相對存在」，但是卻還沒被列入欽點認證的公認範圍。其中「皮革調」的香味，便是遊走在這七大支派的門外邊緣。由於天然的皮革本就帶有某種程度低調奢華的馨香。尤其是動物身上天然珍貴的香氣（麝香、龍涎香、靈貓香、海狸香），若再襯托一些象徵陽剛的煙燻感，任何一個男人只要噴上皮革調的香水，均能形構出「哥不撩妹，妹自撩哥」的性感魅力。只是許多天生身上散發香氣的動物，多在稀有保育類的名單之中，因此調香界寧願選擇人工化學調配而成的動物香料，切身回應「尊重生命，愛護地球」的崇高精神。儘管皮革調的香水相對冷門稀有，卻也因此顯示出它的非凡價值，完全不亞於高貴優雅的花香系家族。

回顧調香師的訓練課程，每個人結業時都必須調配出，屬於自己親手設計的七大支派原創香水。說真的，在接受這門課程的洗禮之前，對於多元多樣的香水氣息，我的理解與涉獵實在有限。全然是因為從芳療的世界「多走一步」，才驚見如此別有洞天的廣闊天地。

其實我用香水的年紀很早。回顧劇校坐科年少時的我，因為運動量比較大，所以偏愛清新海洋風的果香運動香水。時至而立之年，對於男用的紳士花香香水，則有另一種莫名的鍾情。漸漸奔向半百之後，隨著人生的閱歷與風雨的淬鍊，原本年輕時並不能夠接受的木質調，現在反而漸漸可以學著去擁抱它。

反觀相對陌生的馥奇調、神祕的東方調、深沉的西普調與張揚的美食調……；從前的我對它們來說，壓根兒完全沒有半點概念。反倒是透過調香師的課程訓練結業，帶著這些自己設計的香水回家，且不時找機會讓這七支香水，在我的生活中輪替使用輪番上陣，才漸漸拉大了我對香水使用的格局廣度，以及接受不同風格的氣息，存留在我身上給予旁人的觀感想像。

說來說去，像我這種視香水如性命的文藝雅痞，如今具備香水調香師的斜槓能力後，從此想要什麼氣息的香水，完全不用逛街挑花錢買。甚至還可以隨著生活情境的心情感受，為自己創造一支又一支，獨一無二的特製香水，徹徹底底地寵愛我自己，徹徹底底地……

當氣息轉換了遊戲的規則

從二〇二〇年十一月結識卓老師開始，密集地跟隨著卓老師從初階的芳療課程，一步一腳印地順利完成了進階的修業。在初階的課程中，我對於精油的幾大家族（果系、花系、木系、草系……等），以及分別各自所具備的功能療效，有了基礎性的了解。並且在期末的考試中，以長年深受身心疾病所苦的葳葳為例，研究如何讓孩子斷安眠藥的精油處方，得到了第一階段的專業認證。

到了進階的芳療課程，卓老師著重在精油的化學屬性，以及這些化學屬性一旦用在醫療的狀況時，可以怎樣更精確地針對不同的對象，找到病因對症下藥。後來我在進階的期末檢定中，再次以葳葳的病況，鎖定如何將她目前身上的長效針，透過精油的處方，幫助她白天增強活力與提升專注力。箇中巧用陽光氣息的柑橘系精油，為她創造身心愉快的感受同時，更輔以增進專注力的迷迭香，相互搭配君臣佐使。

進階的課程結束後，中間遇上了農曆新年年假。卓老師有鑑於幾位同學的表現出色，發心年後打鐵趁熱，另開香水調香師的課程，帶領我們從不同的沿途風景，重新審視這些精油的功用與價值。

沒錯，當這些花果草木的珍貴精油氣息，一旦從治療性的精油目的，轉換成裝飾性的香水功用；即便相同的氣味經由不同的載體詮釋，好像也切換成另一種完全不同的文法語系。那感覺就好像中國的繁體「漢字」，當它來到了日文的世界後，許多原本華文體系裡的熟悉意義，卻在另一個國度被重新詮釋再現後，整個符徵符旨恰似狸貓換了太子，完完全全裡裡外外又是全然如新的信息軌道。

就拿檀香來說吧：在單方精油的信念結構裡，檀香本主鎮定安神；反倒是當他來到香水的場域後，有人覺得檀香象徵的是「沉穩內斂的男人」。亦有人覺得那味道展現的就是一種，來自遙遠東方異國的迷離神祕感。

除了檀香，頂級的保加利亞玫瑰，如果我們把它放在精油的療癒體系中，它具有宛如大地之母的強大力量，能夠包容各式各樣泛及生理心理的疑難雜症。可是當它置身於香水的氣息脈絡時，再現的意義與價值，所呈現出的是一份女性的優雅、溫柔與性感。

此外，當精油的香氣化身為香水後，它的嗅覺層次顯得比較扁平，那麼就要靠「單體香料」加以襯托，才能夠顯現出整支香水的嗅覺音階。好比當柑橘系的精油配搭西瓜酮的單體，便能創造出陽光清新的海洋氣息。要是木質調的精油配上了麝香T、紫羅蘭酮，或安息香，遂能形構出沉穩的男人味。

倘若花香系的精油在調製香水的過程中，加入了二氫茉莉酮酸甲酯，或牻牛兒醇，即能強化突顯恰似性感女神的柔媚氣息。最後，回顧那些常常成為餐桌佳餚佐香的香料，將之幻化為清新可人的香草系精油時；當這些草系精油融入了諸如麥芽酚，或香草醛的單體，即能再現宛若糕餅甜點般，美食當前的甜美氣息。

當氣味風格定調之後，接下來就是濃淡度設計的問題。畢竟香水如此個人化與個性化的精美東西，有的人喜歡淡雅，有的人崇尚濃烈。一般而言，精油和單體佔整瓶香水的比例為2%—5%，那麼我們就稱它為「古龍水」，當你把它擦拭在身上所存留的香氣，最多可維持約莫兩小時。如果比例調整到5%—15%，我們稱其為「淡香水」，它的香味氣息最多可維持大約三小時。要是濃度拉高到15%—20%，那它就是香氣可維持五小時左右的「淡香精」。一旦再拉高到20%—30%，那麼它就是濃郁的香精。你擦上它，身上的氣味至少可維持八小時以上。

初學香水調香時，我曾經試做一瓶不放單體的香水送給自己；未料這支沒有單體的香水調出來的味道，十分欠缺層次性立體感，且香味既定不住也留不久。那種感覺就好像美好的食材烹調時，卻沒加入適切的調味料加以相佐，搞到後來也讓這個珍饈佳餚，因著調味不到位而被大打折扣。直到後來我慢慢熟悉，如何駕馭單體和精油之間，相互調和而成香水的微妙關係後，才把這瓶送給自己的香水給挽救回來。

講來講去，即便氣息的原料相同，當它被芳療師調製成治療人體身心問題的精油，或是調香師將之幻化為裝飾人身氣味的香水……；不論向左向右朝南奔北，如此這樣的氣息遊戲，誠如五十二張花色如出一轍的撲克牌，一旦牌規矩（規則）變了，玩法（功能）也就連帶跟著改頭換面，徹頭徹尾面目一新。

隨處可得的香水原料

卓老師是一個樂於分享的人。和她一起學習香水調香的過程中，老師常常會在課堂上，帶著她自己調製的香水或花水，陳述整個製作的流程，以及這些好物如何在生活中隨處取得，經過訓練有素的芳療師巧手轉化，再將一個具有香氣的原物料，幻化成迷人雋永的香水花露。

的確，老祖宗們真的很聰明，虧他們想得到如何保留住香氣的方法。話說這些香氣的保留方式，有人用蒸餾萃得，也有人用溶劑取之，更有人願意費工脂吸，再或選擇用酒精油水浸泡。至於有一些柑橘系的精油，則是用壓榨的方式，便能從果皮中，得到甜美的香氣。總之，取得的途徑雖各有異，但最終的目的仍舊是滿足了人們，對於嗅覺品味的印象整飾。

關於這些隨手可得的香氣原料，我選擇的是用最簡單的酒精浸泡。至於選用的花果，都是當季最便宜的水果與花草。

先說水果吧。我自己這些日子就玩出了桶柑、草莓、百香果、葡萄、鳳梨……等幾種天然的水果香水。

農曆年節期間，桶柑是當季的時令水果。以前吃完水果的果皮，我都直接扔掉。直到後來受過芳療師與香水調香師的訓練後，才知曉這些珍貴的果皮拿來好好利用，其實可以再生成很多很棒的東西。於是那段時間的我，便靈機一動腦筋轉個彎，把這些過年時的桶柑果皮通通收集起來，然後以酒精浸泡，假以時日再把這些萃取出來的天然香氣，輔以相關氣息的精油加以潤色，味道好清新好自然，或售或贈大家都讚不絕口愛不釋手。

於是，既然有了萃取桶柑的美好經驗，我便在生活當中四處尋訪，我想取得或擁有的水果香氣。坦白說，每個節令當下的水果，本來也就有貴的和便宜的。好比我覺得草莓的香氣很濃郁，但我絕對捨不得在草莓貴參參的期間，拿錢去砸它做成香水。反倒是我抓住冬春交替，草莓跌價的時機，大量蒐購一次到位，然後把它們釀成香水之後，再輔以花系精油加以修飾點綴，那氣味葳葳說，晚上睡覺把草莓香水噴在枕頭上，不但容易助眠，還會有一種在幸福的感覺中，漸漸睡去的美好感受。後來我把草莓香水分享給身邊的朋友，大家也都直呼神奇；甚至還有一個朋友說，光聞那味道還以為置身在冰果室。

除了桶柑和草莓之外，後續我也收購了一些過量盛產的當季水果，像是葡萄、百香果和鳳梨。關於葡萄所萃出來的天然水果香水，它的顏色真的很漂亮，紫到美到一種療癒人心的境界；雖說化成香水後的它，氣味雖然不夠出眾，然而靠著後續嚴選精油的修飾調香，某位女性校長得到這支水果香水，開心得像個小女孩似的。甚至某位女教授友人告訴我，葡萄水果香水的頭調很低調，但尾調很迷人很像他的個性，成熟低調知性淡雅。

相較於葡萄的低調，百香果可就不是那麼回事了。記得當時我在萃百香果時，它那深黃濃郁的顏色，搭配上高調奔放的氣息，整個空間裡的氣場，徹徹底底地全都被百香果強勢占據。後來我把萃成後的它，分享給一些身心憂鬱的求助者，大家都說聞到它的味道之後，很容易快速趕走藍色的心情，整個情緒也會因著它，透過嗅覺瞬間消散負面能量，是支療癒性極棒的天然水果香水。

前些日子鳳梨產量過盛嚴重跌價，許多水果攤都以極為廉價的親民價格，大力推銷時令鳳梨。我見獵心喜，覺得這是一個把新鮮鳳梨釀成天然水果香水的上好時機。原以為這個水果釀出來的氣息恰似百香果，豈知它的味道就像葡萄一樣，屬於淡美低調家族。這種淡淡的天然水果香水，其實把它輕輕地擦拭在身上時，體溫融合著香氣的恬靜美好，整個人就有一種被幸福包圍的滿足。

花果草木，除了草木還沒試過自萃之外，自製天然水果香水的經驗，算是有一點點小小的成就。至於花的部分，還在邊玩邊探索……

前些日子，亂買了一些香水百合和菊系的小花，想說自己按著果系的經驗，玩玩看花系的感覺。

先說粉紅色的香水百合吧。這花兒平常拿來聞時味道很迷人，怎奈將它用酒精浸泡成香水後，顏色雖美但味道沒有想像中出色美好。後來我保留住它的療癒顏色，用了一些濃郁的花系精油加以挽救，情況還不錯。比起香水百合，反而菊系的氣味聞起來清新許多，那是一種「甘美」的淡雅氣息。總之這些花系的美好味道，萃起來的量都好稀少好珍貴，捨不得像果系的天然香水那樣四處分享。也許把它慢慢收藏囤到某個量之後，送禮自用零售皆相宜。

說來說去，無論是花是果或草或木，總之，這些隨處可得的天然香水原料，真的就是上帝賜給我們生活中，最棒的芳香療癒天然厚禮。只要有心之人稍稍多加一道「轉化」之門，就能將這些美好原料，萃成或精油或香水，變成另一種「形變質不變」的香氣美物。這也就是台灣芳療教母卓老師，為什麼可以成天捕捉這些天然的原物料，透過她豐富的經驗，將之幻化成或精油、或香水、或花露、或香膏，或各式各樣讓人愛不釋手的美好芳香美物。

於是，身為卓家班門徒的吾等，似乎也會受到恩師的影響，漸漸得到箇中美妙的言教與身教。說真的，能夠被卓老師公司的同仁冊封為「男版卓芷聿」，對我一個跨界進入芳療，初衷只是為了協救孩子病況的一介微小棉薄的人間角落父親而言，這是一個無上的殊榮。只是遙望著卓老師的成就，儘管我們離卓老師的境界還好遙遠好遙遠，但循循善誘且樂於分享的卓老師，總會不厭其煩地帶領著大家，以芬芳做為進入世界的起點，循序漸進步步探索著造物主偉大奇妙的動人創造……

精油醫病，香水悅人

每每因著生活情境所需，去選購我需要的單方精油時，久而久之櫃上的同仁們就都知道：「侯先生是卓老師的學生」、「侯先生就是傳說中，那個很厲害的芳療爸爸」；甚至和我比較熟的那位員工，乾脆就給了我一個「男版卓芷聿」的封號：如此高規格封號的由來，實在是因為相較於卓老師眾多的門生之中，很少見有像我這樣一介粗獷中年大漢；並且這位粗獷的中年大叔，每每來到精油芳療門市，總是準確地挑選極具療效的特定單方精油，而非其他眾多種類的複方精油與香氛產品。坦白說，並不是我不買這些東西，而是因為選購單方精油對我而言，它的純粹性與駕馭度，進入到加工調製的過程，我比較能夠精確地掌握配方與配方彼此之間，相和對應的君臣佐使互為關聯。

前面有跟大家提到，即或同樣的配方元素，一旦分流到「精油」與「香水」的世界時，這些芳香精靈後續所承載的，便會執行出不同的功能與產生不一樣的結果。簡單來說，就是「精油醫病，香水悅人」。明明就是同樣的氣味，當它是「精油」與「香水」時，使用者最後要抵達的目的地，也會是完全不同的期待終點。

卓老師是個善解人意的貼心之人，每每身邊有人向她尋求芳療的協助，倘若這個人和她的交情比較深，她通常會將同樣的配方，同時調配成精油和香水，讓這個人交替搭配使用。老師說：「使用者用精油可以療癒身心，但改用香水可以調整心情。」卓老師的精闢一言，對我產生了莫大的提醒。於是在我處理過的眾多求助者當中，有幾位我就是仿效卓老師的建議，在給予芳療處方的同時，便是採取「左手調香水，右手調精油」的作法。

首先，第一位分享的案例，是一位晚年性事困難的長者。當時的我按著芳療書籍的指引，融合對方對於自己身心狀態的陳述，為他設計了兩款「印度神油」。長輩說，芳療的效果真是神奇，不但長年困擾他的問題，讓他再次重展雄風，與配偶重享久違多年的房事歡愉。

後來我依著給他的處方做成香水，他生動地說道：關於那話兒，使用精油要把它塗抹在「必須塗抹在的地方」；但是同樣的配方做成香水，慢說是塗抹，他光聞到這個香水的味道，「下面」就有反應了……

原來一個男人的下面有沒有反應，對於他內在的情緒與自信，竟然也會產生蝴蝶效應的微妙影響。據大嫂說，她老公最近的神采很不一樣，沒有那麼的老態，對自己也充滿了自信。尤其是每當月黑風高的時候……

時間來到了新冠疫情的水火日子，那陣子某位因著從事餐飲工作，生計受到連帶波擊的兄長，因著外在無法控制的環境，導致原本生性樂觀開朗的他，心情也跟著受到在所難免的牽連。和他深聊幾許之後，突發奇想的我忽然想到：對於廚房與食材並不陌生的他，如果我可以為他設計一支關於香草系的精油與香水，企盼面臨疫情受創的當下，能夠為他帶來某種程度的安撫與鼓勵。於是我便選擇羅勒做為這支精油的主基調，隨後甫以芫荽、冬青……等其他香草，讓他從熟悉的烹調食材氣息中，藉由主題式的香水，帶給他撫慰與療癒的正向力量。至於同配方的精油，也因為這幾支純劑都具備鎮痛的效果，這對於從事餐飲業需要投入大量勞力的他來說，原本各處不同輕重的皮肉筋骨痠痛，居然也就在這支精油的協助之下，搭配香水讓他整個人再次重新得力。

當然，假如這些精油的芳香氣息，足以改變一個人的氣場與運勢；由於身心透過精油與香水能量的介入，導致當事人再次得到某種氣場的平衡之後，話說這位兄長居然也就在疫情的過程中，悟通了另一種外賣的理路策略，結合死忠老饕常客的口碑，藉由社群媒體滾動人際的雪球，讓他的生意在全新的部署與節奏之中，漸漸拉回原本疫情前應有的收入業績，絕境之處另獲重生。

我有一位從事藝術工作的晚輩，這段時間因為疫情的影響，導致她失去了生計的來源，完全只能靠著自身的積蓄與家人的賙濟，度過眼下無止盡的疫情荒年。就算她的條件能領紓困金，但這些錢對她的生活來說，也只是幫不上忙的杯水車薪。

那段時間的她，環境外因影響身心內因，整個人好像快要爆炸了。當下的我和她深聊過後，知道她對花香味的氣息有特別的好感，於是決定選用三支療癒性最強的花系精油：保加利亞玫瑰、埃及茉莉和中國桂花為主調，為她設計一支能夠帶給她「安定、安慰、安適」的配方。希望這個量身設計的配方，用在香水的功用，能夠讓一個被迫失業的藝術工作者，喚醒靈魂深處的好心情，肯定自己的能力與價值，不受惡劣環境的打擊否定自己。回到精油的功能，這三支精油都具備強力的安神紓壓效果。兩個處方雙管齊下同步進行，當事人收到以後一直很擔心，疫情期間她沒有能力負擔這些芳香好物的費用。我告訴她錢是小事，倘若這些正向能量的香氣，能夠幫助她支撐過這段慘烈的日子，把自己的當下照顧好，在如此艱辛不易的逆勢日子，才是真正最重要的。

卓老師常說，無論一個芳療師為個案設計什麼樣的配方，真正最珍貴的配方，是這個芳療師在調製配方的過程中，為這個配方放入更多更多，對於對方當下處境的祈福與祝禱。就像這些配方用在葳葳的身上時，因著父愛的無價，更顯出這個配方的無比珍貴。如今我試著將這份滿滿的父愛，轉化成照顧身邊親友的親情與友情，讓每一位我所能夠觸及照顧到的身邊親友，也能因著這些配方中，帶著一份熱忱無價的真心，企盼對方當下遭逢的身心問題，能夠透過這些芳香氣息的能量精靈，幫助他們殺出重圍走出困境，藉由這些量身訂作的香氣，引領他們進入下一畝走過暴風圈後，雨過天晴的迦南美地。

你怎麼對它，它就怎麼對你

許多文獻都說，精油是有能量的。

印象中，以前看電視上的神怪劇，某某花果草木類的妖仙（妖怪、妖魔），一旦被打成原形時，都會化成一灘液體狀的濃稠物體。當我明白了精油是從這些植物萃取出來的元神之後，我便試著用我的想像力，合理化這灘濃稠的物體：也許就是滴滴皆珍貴的百分百純正精油。

說到精油的元神、能量與靈性，接下來我跟大家分享兩段故事……

二〇二〇年年底，當我拿到初階芳療師的證照時，便先開始認真研發，如何幫助葳葳斷安眠藥的助眠配方。其中有一個配方，是我用高級的酒調和精油後，搭配生薑與礦物鹽，讓孩子在隆冬的季節裡，睡前將雙腳浸泡在融入助眠配方的熱水裡。

話說這款「父愛芳療師」研究出來的助眠泡腳配方，連著幾天泡下來，孩子屢試不爽地居然可以完全不用吞下任何一顆安眠藥，便活生生地像是插頭被拔掉似地，徹底昏睡在浴室裡……，天哪，這對爸爸來說，簡直是莫大的鼓勵。後來透過社群網路的傳遞，許多同樣也受失眠困擾的周邊友人們，也跟我尋購葳葳睡前的泡腳配方，大家都說這個配方真的有效。原本一包泡腳的分量，甚至還有人拿兩包直接來泡澡，結果使用者也是直接睡死在浴缸裡，直喊「太有效了，太有效了」……

如果這些稀有的芳療材料，在所難免地必定扣連著昂貴的成本；殊不知天下父母心，就算這些原物料再稀少再昂貴，用在對治孩子的身心病症身上，爸爸也從來不會心疼手軟。

由於精油相容於油與酒，所以這個泡腳的配方，我用的是香醇的頂級白酒和助眠精油做調和。每每在調製這個配方時，滿屋子都是濃醇白酒融合精油後，另一種難以言喻的美妙香氣。加上助眠成分的精油，交織在香氣四溢的白酒中，不管任何人把冬天冰冷的雙腳，浸泡在助眠配方的熱水中時，一旦精油與酒精遇熱水後，雙雙加速浸泡者的新陳代謝；加上礦物鹽的同步加持，這個配方才使用不到一個禮拜，葳葳睡前就再也不用依靠安眠藥入眠。尤其當主治醫師正式宣布葳葳成功戒斷安眠藥時，走出診間的我，忍不住兩行喜極而泣的老淚縱橫。

同樣是精油調和酒，前面那段故事是把配方用在孩子的身上，氣味芬芳美妙無比。但是後面這段故事，情況就就差多了……

剛剛說了，當助眠精油泡腳包，調和的是上等的香醇白酒時，精油所散發出來的氣息，是加倍美妙的。未料當我用平價的酒精調和精油，拿來噴鞋子除臭時，沒想到調和過後的氣味，竟然和香醇白酒調出來的味道，遠遠差了十萬八千里。也就是說，用高級的酒調和精油，精油就香給你聞；要是拿低價位的酒精來調除臭劑時，精油的靈性就會跟你鬧脾氣，打算調出來的味道就臭給你聞。

《聖經》說：凡有的，還會再加給你；沒有的，連你原本有的也會沒收回去。看來精油的靈性，好像就是這個樣子。如果你用好東西（「上好的油」或「上好的酒」）來調和它，它的美好氣息就隨著這些上好的油與酒，連本帶利地加倍奉還給你。要是你用較為劣質的油與酒來和它相融，恐怕它也會非常有個性地，收起它的香氣，隨著同在的油與酒，幻化為另一種奇怪的氣味，無聲無息優雅地報復你。很誠實，很直接，沒有在跟你客氣。

不過話說回來，有些芳香求助者會問我：為什麼我使用的東西，「材料費」比較貴？主要的原因出自於，精油簡單分為「薰香等級」和「藥用等級」。其中藥用等級的精油，因為是要用在特定身（生理）、心（心理）狀態的人身上，濃純度和功能性，當然就會比薰香級的精油貴出許多。當然這當中還有牽涉到「單方藥用精油」和「複方藥用精油」的差別。坦白說，每每我去選購藥用精油的時候，我絕大多數都是挑選單方精油。因為它沒有混雜其他的元素配方，這對我在駕馭調配一個芳療處方時，我可以更準確地拿捏每一個配方的劑量，以及配方和配方之間，彼此君臣佐使的協同關係。

況且這些珍貴的原物料，最原初的起心動念是我要使用在處理孩子長年困擾她的身心疾病問題；進而延伸到對治我自己的日常生活中，各種來自於當下「生理的不適」與「心理的調適」。所以用在自己身上如此「貼身」，且使用的背後均承載著必須看到，這些芬芳精靈務必展現出，它們各自在「傳說中」（文獻／口耳相傳）所具備的特定功能與神奇效用所致，才會不惜成本善待自己，進而分享與幫助身邊有需要的親朋好友。其中某位非常識貨的老牧師說，我所使用的單方精油，不僅濃純度極高（用鼻子都可以聞出來），甚至連選擇調和精油的基底油，用的也都是非常親膚且快速吸收的上選好物。畢竟有時候當這些東西折算成本，說不定基底油的身價還（稍微）遠比精油貴，也是司空見慣的尋常事情。

所以說，精油的靈性就是這樣：「你怎麼對它，它就怎麼對你。」你用好油好酒調和它，它就香給你聞美給你看。反之若你用了不好的油或劣等的酒，那麼你就不要怪它嫌它怨它，因為你用的是什麼油或什麼酒，「它。（們）。都。知。道」……

第四幕

萬千處方

我用現象學還原你的氣息密碼

回想當時我在接受「園藝治療師」的證照訓練時，修課的過程中花了不少時間，在認識植物的名稱、長相、屬性，甚至於這個植物的背後，人們賦予它的花語與意義。

說真的，植物的世界像極了人類的世界。地球上數十萬種的植物，真正好種好搞好養好照顧的，最多也剩下不到一百種。而且植物的花語，和人的個性一旦搭配在一起，竟然可以產生諸多毫無違和的共同之處。

長達六年半的博士班修課期間，因為深度接受質化典範的研究薰陶，所以對於處理「個別性」、「特殊性」、「因果性」、「情境性」的研究案例，自然也就顯得聽多看多見怪不怪。

回顧諸多的研究典範中，有一支「現象學」的脈絡，主要是在談到關於某些特定的現象，研究者試圖透過系統化的論述，將其逐步「還原」的方法。

由於近期在短時間內，瞬間吸收關於「植物、精油、香水」這方面的大量訊息。殊不知當這些大量的陌生新知，為了要讓它們從短期的記憶，順利進入到長期的記憶，我就必須從既有的認知基模中，找到可以完美嫁接扣連它們的知識脈絡基礎；讓這些新知配合腦袋中，過去舊有熟稔的系統脈絡，找到關聯點巧以融合，方能借力使力融會貫通。

回顧當年跨領域勇闖博士班的那段日子，舉凡面對艱澀難懂的社會科學文獻，我就會不由自主地啟動戲劇人「善用聯想」的本能。後來我從創意方面的書籍知道，原來善用聯想本身就是一項，徹徹底底如假包換的創意思考。

剛剛前面提到，植物的世界和人類的世界，某種程度上的道理相通毫無違和。於是我在修習香水課程的過程中，便開始認真地聯想：有沒有可能把一個人的個性，找到對應的植物，兩造加以還原成（或香水、或精油）氣息……

這樣的異想天開，便在我製作七大系的香水訓練課程中，開始生根萌芽認真思索。胡思亂想的意念流動之間突然想到，電影中有些瘋狂的科學家，在研究某些新藥找不到人體實驗對象時，索性咬牙把心一橫，乾脆拿自己的身家性命賭上一賭。當然沒事就沒事了，要是真有事，後果總是五花八門不堪設想。殊不知在戲劇的世界裡，往往處理這種具有張力的人體實驗情節，顯然一定要讓主人翁「出事」，後面才有文章可以任由劇作家，油醋不羈天馬行空地大書特書，進而滿足觀眾觀劇時所期待的快感與樂趣。

還好現實生活的當下此刻，我用植物還原一個人的「個性化」香水，代價應該不至於會像其他付諸人體實驗的文本情節，那樣地澎湃壯烈慷慨激昂。於是，我便決定在拿到香水調香師的證照之後，正式為自己設計一支，「屬於我自己專用的個性化香水」。

由於製作香水的歷程，必須考慮到一支香水的層次。通常「頭調」的氣息是給人嗅覺感官上的第一印象。儘管它所存留的時間很短暫，但卻往往能夠帶給人「喜惡分明，當下立判」的感受。所以頭調的選擇對我而言，它是你這個人的外表門面。至於「中調」它所扮演的，是貫穿整支香水的核心主題，也就是你這個人所散發出來的氣質與內涵。儘管頭調中調裡裡外外，都仔仔細細面面俱到了；豈知一支香水的收尾，就像一篇文章的結尾處，更是不能虎頭蛇尾馬虎大意。因為「尾調」意圖留給人的，是一種難以忘懷的餘韻。也只有把一支香水在層次的駕馭上，精確掌握住恰如書寫文章：鳳頭、豬肚、豹尾的準則，這支香水才會是一支成功的作品。

說到我那支送給自己的香水，夯不啷噹前前後後，就下了十二支的配方。簡單來說，我希望我給人的頭調門面，就像佛手柑那樣地樂觀瀟灑，融合葡萄柚的陽光活力，所以這兩支氣息便是開門見山的氣息印象。到了中調的部分，我期待自己恰如依蘭那般地高貴優雅，因此我以依蘭做為整支香水的核心基底。至於尾調的部分，是我特別看重的環節。因為我認為一支香水若能給人「路遙知馬力」的恆穩靠譜，就必須用非常濃沉的味道，給人（也給自己）足夠的安定與信任。

某天在一個吃飯聚會的場合，我和一位兄長聊到，我自己製作香水送給自己的事情。談笑互動玩鬧之間，他懷疑我自製的香水，可能像殺蟲劑一樣噁心，於是拉拉扯扯打鬧之下，我就拿我的香水瓶當作殺蟲劑，朝他身上噴去。這不噴則矣，一噴下去的奇妙瞬間，我看他也被那迷人的氣息給震懾住了。慢說是他，就連我從他的身上，聞到「屬於我自己的個性與味道」時，頓時覺得有種從「別人的身上聞到自己」的「他者迷離感」……

啊……，原來我的香水給人的感覺，竟是這樣的迷人，那是一種用言語無法言喻，但是透過嗅覺穿透到深層的意念境地時，不論是「散發者」或是「品嗅者」，雙雙皆能心領神會，對於這個氣味所傳遞出來，芬芳氣息意圖建構出來的幽深默契。

雖說我並沒有打算用香水調香師的斜槓技能，為自己下班後的收入另添一桶金。反倒是透過如此特殊的能力，為周遭的友人們運用芳香與氣味，替大家隱約地補上了，那塊嗅覺潛意識裡被忽略的意象拼圖。

某一位我所尊敬的學長，疫情期間讓他的工作非常地不順利，甚至他評估自己的身心快要崩潰承受不住。後來我徵求學長的同意，嘗試運用氣味來還原他，把他抽象的個性設計成具象的香水時；於是我大膽用了冬青樹混合檸檬，做為他人前熱情洋溢的頭調開場，並以老練沉穩的台灣檜木，做為他個性香水餘韻猶存的精采尾調。雖說這支香水頭調和尾調的芬芳氣息，清楚勾勒了這個人人前與人後的對比；無奈當我在試聞這兩個味道的層次感時，發現它們彼此之間並沒有交集。因此我為了尋找能夠串連這南轅北轍的頭尾，翻箱倒櫃地尋找適合的配方，擔任整支香水的核心中調。最後終於在百般往復尋索的嗅覺思緒中，總算找到了一支完美的中調，扮演這支香水的要角，就是「中國桂花」。

由於桂花的花語，傳遞給人的是一種「崇高、美好、吉祥、安定」的安舒感，同時桂花的精神也符合了這位學長，平常給人正向溫和紳士優雅的感受。因此學長的香水就在中國桂花的安詳中調中，以它來銜接冬青樹混搭檸檬的熱情頭調，以及台灣檜木內斂可靠的尾調。當我把這支香水親自送交給他的那一刻，學長感動萬分之際，甚至還和我分享了在他的童年記憶中，桂花是長年伴隨他的兒時老家院子裡充滿幸福的氣息回憶。

另一段關於個性香水的動人故事，是一位遭逢疫情波擊，導致暫時失業的傑出舞者，每天待在家裡鬱鬱寡歡，完全找不到自己生活的意義與存在的價值。當她和我分享了現下當兒的逆勢處境時，整個人竟無法克制地痛哭了起來。當下我覺得她需要「自信、安慰、擁抱」。後來我問她：如果我要用「花

／果／草／木」來安慰她，她會選擇哪一個氣息？幾經思索之後，她選擇了「花」。於是我就調度了所有花系精油中，能夠安慰人的配方全員上陣。其中領銜主演的，是強大母愛的保加利亞玫瑰，以及冰清玉潔的埃及茉莉。一姊二姊連袂同台，率領著眾家花系姊妹們，同織慈繩愛索撫慰療癒這位受傷的伶娜。神奇的是，當這位黯淡的舞星收到了百花精靈們的祝福，頓時所有情緒的烏雲全都一掃而空，整個人也透過香水氣場的具象加持，再次展現了她亮麗耀眼的久違光彩。

精采的故事還有好多好多，無奈紙短情長，一時半刻說也說不盡、講也講不完。這就是我用現象學的知識背景，融合芳療的美妙專業，為我周邊的每一位親友，試著還原並解開他們生命中，潛藏在意識深處深巷暗弄裡的氣息密碼。

噢對了，你收到我為你量身設計的「個性化香水」了嗎？如果還沒，請記得與我聯絡……

早安少女的元氣來源

通常晚上睡不好的人，早上的精神也不見得好到哪裡去。因此，往往面對一些失眠的求助者，我也會隨手調一個讓他白天有活力的處方。這些調配靈感的背後，全都是因著葳葳帶給芳療師爸爸的日常訓練……

前面有提到，我的芳療師初階證照，是在對應處理葳葳的安眠藥。感謝上帝，這一關在陳醫師的評估之後，孩子和我一起通過了戒斷安眠藥的人生達陣。只是回到每月一次注射在身體裡的長效針，雖說它有著平衡葳葳情緒、加強專注、給予活力的藥效。只是說：是藥三分毒，如果芳療師爸爸能善用天然精油成分，輔助搭配醫師的悉心處方，於是這是我接下來，準備和葳葳的長效針，正式宣戰到底的長期抗戰目標。

由於長效針的藥劑，比較沒有辦法說停就停。只是放眼望去萬千處方的精油世界中，如何和醫師的藥物巧妙搭配完美平衡，進而才能彰顯出天然芳療和科學西藥之間，合作無間的協同默會。這一點我深深感謝陳醫師，每次回診的時候，都願意在用藥的事情上，花時間和我溝通，並且放下白袍醫師的尊貴身段，一起和病患的芳療師爸爸，設法在天然芳療與身心藥石之中，經由每個月的回診與調藥，兩造之間找到一個平衡的模式，為的只是幫助葳葳，漸漸朝向康復之路持續邁進。

接下來，想和大家介紹幫助葳葳對抗長效針的精油戰隊。

有別於夜間的助眠陣容，守護葳葳白天的芳香精靈們，可是煥然一新的夢幻卡司。

先說果系精油。相較於夜間的甜橙，白天能用的果系精油，相對就豐富許多，好比熱情的檸檬、活力的葡萄柚，甚至樂觀的佛手柑，都是帶給葳葳力量的上選。其中光是佛手柑的純劑，葳葳對它盛讚不已，直說這支精油根本就是她的藥。每次聞到佛手柑的氣息，葳葳的心情就會特別好。

花系精油的部分，雖說它們的主要功能，並不是帶給葳葳白天活力。但是花系精油在安定葳葳的情緒上，確實能夠達到相當出色的表現。然而關於安神鎮定的這件事，為了不讓白天的花系專美於前，木系精油在此也不遑多讓。尤其檀香和乳香總是天衣無縫的完美配合，確實也為葳葳的定靜安律，提供了它們可圈可點的卓著貢獻。

提到白天的活力，草系家族背後更是如雲名角，聽候芳療師爸爸的調度差遣。草系精油中，本帶清涼舒暢的辣薄荷和冬綠樹，算是用來提神的最佳首選。另外，增強專注力的迷迭香，也是白天葳葳的精油戰隊中，扮演扛霸子的挑梁要角。黃金陣容的夢幻隊伍裡，還有茶樹和尤加利；它們倆除了可以在白天「提神醒腦，促進活力」的戲碼中，擁有一席之地之外；更重要的是，這兩個精油界的焦孟二將，另有可以增強呼吸道免疫力的神奇功能。這對葳葳白天進出校園或各種公眾場合，均能做到殺菌抗菌的護主功勞。

講來講去，還有一支非常厲害的草系精油，我必須單起一段特別介紹它：就是薑。這支土性濃烈的精油，深深扎根於大地。一旦當它被萃成精油時，它的元神能夠給予人溫暖，它的功用能夠為虛弱的使用者「補氣」，搭配果系精油唱和相映，可以讓人充滿活力。相佐迷迭香精油，更是增強專注力與記憶力的上乘之選。若與茶樹、尤加利合作，殺菌抗菌的表現完全無庸置疑。即或與花系和木系精油合作，神奇的它亦能給人滿滿的撫慰與擁抱。雖然薑在精油的世界裡，很難在威名遠播的保加利亞玫瑰、埃及茉莉、印度檀香、德國／羅馬洋甘菊，這些耀眼的明星面前，跟著掛主帥唱頭牌，來齣轟轟烈烈的連台大戲；但是它那始終靜靜默默恆恆穩穩的扎實靠譜，像極了一檔製作裡，讓人印象深刻的「王牌配角」。所謂一齣戲裡的王牌配角，是他能夠在收放演技拿捏分寸的策略上，既要全力幫襯主角，不搶主角戲份風采的同時，還必須拿出精湛的劇藝表現，讓觀眾對他印象深刻。這，就是我所定義的王牌配角。而薑便是整個精油的世界裡，可塑性與配合度極高的超級王牌配角。

卓老師曾說，如果你研發出一個好的配方，其實可以認真地為這個配方，取個既好聽又響亮的名字。後來我把葳葳白天逐日緩減長效針的精油配方，命名為「早安少女」。

後來有一些白天精神不濟的身邊親友，我就以葳葳的「早安少女」為主基調，再依每個人白天為何精神不濟的症狀，視情況調整配方的細節。整體看來，持續進化中的「早安少女」，除了在面對長效針如何拉長戰線，透過醫生用藥劑量慢慢遞減的同時；這支神奇的配方，也不吝發揮它的功效，讓許多陪同葳葳使用「早安少女」的親朋好友，彼此都得到了症狀的緩解，並感受到這些芳香精靈名不虛傳的優異表現。

針劑停藥尚未成功，「早安少女」仍須努力。父愛芳療師，加油！

原來葳葳的問題，是很多人的問題

說真的，當初一股腦兒地陷入浩瀚的芳療世界，並不是為了從中圖名謀利，而是極為單純地想著：如果這個神奇的輔助治療，能夠加速我孩子病症的康復，那麼我必須用盡洪荒之力，把這個專業的知識盡可能地掌握，並且盡快地駕輕就熟……

細數葳葳成長歷程中，目前纏繞著她的情境問題，透過芳療的對症，我大概抓住了幾處的重點：

首先，就是斷安眠藥的核心要務。在這個部分的著力上，我為她設計了幾個路徑的處方，分別有「助眠泡腳（澡）包」、「助眠按摩油」、「助眠床前擴香石」。由於這三個處方的背後，為了考慮長期使用之際，擔心身體對於精油的適應性（類似抗藥性），還是要常常在處方中，稍稍調整配方的內容與比例。所幸一路走來孩子的睡眠狀況，已經得到相當顯著的改善。尤其葳葳曾經跟我說：「安眠藥只管我睡，但不管我做不做夢。偏偏吃了這些安眠藥後，就算身體睡著了，但是睡夢中仍是惡夢頻頻，整個過程有睡彷彿等於沒有睡。甚至起床以後還比熬夜整夜沒睡更疲更累。」後來我便針對她的惡夢問題，加強諸如檀香與乳香的安神配方；結果嘗試下來，葳葳大讚芳療實在太神奇，竟然神奇到連夢的品質都可以控制。也就是說，安神配方一下去之後，惡夢的情況確實改善很多。從孩子給我的回饋裡，我也大感驚喜開心莫名。

在助眠的系列中，另有幾個超強的處方，就是氣息芬芳的助眠按摩油，以及床前的擴香石。這兩個處方的功能如何如何，後文將分享不再多做贅述（詳見〈當葳葳不用再吃安眠藥的那一刻〉一文）。只是這三大件的處方中，除了擴香石之外，另外兩項日常所需處方，我會閒暇時就像包餃子一樣，多多預備一些儲存下來；除了拿來自己使用之外，身邊如有人有此需要，只要對方願意支付一些材料與郵費，我這邊也會盡可能地分享不吝提供。

一路回想起來，雖說葳葳用芳療斷安眠藥的成本，遠比繼續吃安眠藥高上許多許多。但老祖宗說得沒錯：「是藥三分毒」，一個青春年華的孩子，如果能夠的話，實在是深深建議不要靠安眠藥來入眠。畢竟這種藥很容易讓人產生依賴性；一旦吃習慣了就不容易停下來，甚至劑量可能會愈吃愈重愈難戒斷。教會長輩馬阿姨（金獎影后馬之秦）就深深提點我：寧願用再貴的芳療成本，幫助孩子戒斷安眠藥，也不要讓她在小小年紀，就被這種藥物所綑綁。馬阿姨的提醒，我深刻將之刻在心版上。慶幸這一路上的努力走來，我們父女也看到了豐盛的成果。

睡眠的部分分享完了之後，再來就是白天加強專注力與集中精神的事。

原本這一段是要用長期抗戰的策略，漸漸戒斷孩子體內身心長效針的藥性。所以精心研發出「早安少女」的提神醒腦芳香配方。甚至我更從「早安少女」的概念，調配變化各種「因人而異，各自所需」的「人體充電寶」。

由「早安少女」所逐漸進化而成，各式各樣的「人體充電寶」，主要是在幫助身邊幾類親友，族繁擴及在學的學生與上班的社青。有趣的是，由於我身邊有幾位友人，是擔任機師長途飛行的工作，因此「人體充電寶」帶給他們在長途飛行時，有相當大的助益與加分。另外，長年身在學術界的我，周遭許多師長友人，都是長時間案頭奮戰的鬥士，這樣的提神醒腦好物對他們來說，也是幫助治學的一大利器。

除了日夜不同的身心病灶之外，荳蔻少女最在意的，便是滿臉的青春痘。還好在芳療的世界裡，處理皮膚症狀的精油不算罕見稀有，唯獨要看調製配方的創造者，打算想用什麼等級（價位）的精油，來對應皮膚的問題。

原本我為葳葳調製的保加利亞玫瑰花水，主要是在滋潤與修護孩子的肌膚。這支以珍貴的保加利亞玫瑰精油，做為核心基底的天然芬芳花水，平常我除了拿它來處理孩子的皮膚問題外，由於多年夏日我飽受濕疹問題苦惱，靈機一動，便將這支花水另加德國洋甘菊、羅馬洋甘菊、薰衣草等成分，有點兒像是在陽春麵的湯麵基底上，加了滷蛋、貢丸、青菜、紅肉……的概念。反正是自己在用的，也沒在擔心成本的問題，重點是要看到效果。

感謝這支進化版的花水不負眾望，不但「神速」療癒我的皮膚問題，我更將這個配方分享給一些，同受諸般皮膚大小問題的周遭親友。大家也都對這支花水（不論是原始版或進化版）讚譽有加。

最近葳葳說，家中的短毛白臘腸小白好像有一些皮膚上的問題。印象中我曾在一些芳療的文獻上，看過精油對於寵物病症的治療……，嘿嘿嘿，接下來我就拿小白來做「活體實驗」，看看神奇芳療能夠為你的皮膚，改善到什麼樣的地步……

原來葳葳的問題，不論是夜間失眠多夢，白天缺乏精神，甚至臉部肌膚窘境……，一旦攤開來看，竟然也是許多人共同的問題。

當然，如果你把自己孩子的問題照顧好，並且將這些配方處方分享出去，甚願天底下和葳葳有同樣問題的人們，也可以得到這些芬芳美物的幫助。就像卓老師常說：「上帝才是這個世界上，最偉大的芳療師。」如此一席話語，同樣長年篤信上帝的我，無疑深深認同且從不懷疑。

• 謹將本文獻給已逝的馬之秦阿姨，以及車禍上天堂的可愛小白……

從葳葳的問題開始走出去

回首人生中，一場意外展開的斜槓芳療之旅，所有的起因皆因葳葳而起。

為了輔助葳葳搭配身心醫學的診治，加上處理孩子滿臉青春痘的臉部肌膚困擾，於是我分別從「協助夜間助眠」、「增強白天活力」、「修護臉部肌膚」起家；漸漸透過身邊親友諸方各自不同的需要，主動潛心自學中外芳療文獻，精進自己芳療所學，加深實際臨床經驗。

細數一路走來，我處理過的問題分別有：失眠、皮膚、疼痛、情緒、壓力、更年、減肥、過敏、腸胃、性事、感冒、術後……，林林總總大大小小，都是人們日常生活當中，所會遭逢的疾患處境。奇妙的是，這些看似單一的症狀問題，有時候又會彼此之間互有關聯相互交織。也就是說，失眠的原因可能是因為疼痛、壓力、更年、術後所致；抑或腸胃不適的因由背後，也有可能是來自其他生理性，甚至是心因性的連帶影響。因此當我在請對方描述症狀時，我會盡可能地聽他們多描述一些細節，才能從細部幽微之處，更精確的掌握病症的枝末，調度配方對症下藥。

暑假期間，感謝青訪協會自家兄弟姊妹的邀請，透過一場線上的演講，和大家分享這段時間裡，如何自學芳療幫助孩子，以及鑽研各式處方，照顧親友的見證歷程，和每位線上的參與者暢談分享。

在那場演講中，我大致快速地爬梳了千百年來，人類使用精油的中外歷史、精油的釀製過程、精油的使用方式、不同精油彼此之間的效力協同、某些單方精油使用上的特殊禁忌。重點是在那次的分享經驗中，我深深地覺得每個家庭（組織、單位、公司），都應該要有，或是至少有一位具有芳療背景，懂得如何駕馭精油的達人們，擔任這群人的「御用家庭（組織、單位、公司）芳療師」。若是芳療的概念能夠更為普及，或許身邊的人們就可以減少對於藥物的使用，採以更為天然的方式，幫助自己的大小症狀，能夠藉由精油的幫助，得到緩解與改善。畢竟芳療知識的建構，是經由這麼多年古今中外，四方科學家、醫學家、化學家、心理學家們，紛紛投身研究貢獻智慧所學，所得到日漸豐碩的精采成果。就算西方科學醫學，還沒有完全接受芳療在藥學上的正統性，但也沒敢輕忽鄙視芳療對於人類身心健康，所存在的正向價值與具體貢獻。

每次接獲不同的請託，我都會先和求助者深度的會談，從言談中得知對方真正的需求，接著就是透過他的描述，對應文獻中適合的配方，然後開始進行研發調製。雖然每一回長短不一的歷程，都有它的辛苦與不易；但是當你看著求助者們漸漸地好起來，進而感受到來自上帝偉大的奇妙創造時，或許這就是我運用芳療，傳遞基督信仰又真又活的實證故事。

疫情期間，曾經有個低收入戶家庭前來求助。當時我看到他的家人們，每個人都有不同的需要。無奈受困於無薪假的求助者，實在無力支付這些芳療的材料費用；後來我想想：世界上有些善心的財主，用的是金錢幫助他人；如果精油號稱「液體的黃金」，那麼我能不能在自己可以承受的能力上，為這些刀口上無力支付材料費用的求助者，當作是布施與奉獻……

漸漸地，當「以精油做為布施奉獻」的心智，在心中逐漸醞釀成形後；後續就算有些付費的親友，透過郵件得到他們各自需要的處方。但往往我也會在他們的郵包中，或多或少塞一些免費的、讓他們感到驚喜的芳香小物，讓他們透過收到這些精美的芬芳小東西，心裡感覺愉快與幸福。

另外，疫情如火如荼期間，電視新聞常常播送醫護人員十分辛苦。看著看著心裡便對這群醫事人員，產生莫名的關懷與負擔。後來我便決定為我在臉書中，每一位醫界服務的友人們，不計成本主動捐贈一些抗菌的防疫精油，以及自製舒心的天然水果香水，感謝他們在這場全球疫亂戰爭中，不眠不休地堅守病院崗位，才有後方健康幸福的我們每一個人。

驀然回首，一場從葳葳開始走出去的芳療之旅，像是一艘朝向水深之處航行的船兒。我不知道這艘船會繼續往下開多深走多遠？唯一知道的是，只要有人需要這些芬芳美物，讓自己的身心得到平衡與被照顧時……；或許我的存在，像極了一個用嗅覺服事眾人的當代使徒。也許我那開啟斜槓人生的使徒行傳外傳篇章，將透過這本書的字裡行間，從此宣告正式展開……

親愛的大家：我在這裡，請差遣我！

神奇的保加利亞玫瑰精油

當我在翻閱對症葳葳病況的芳療書籍中，諸方文獻寫到最後總會出現一個關鍵字，就是保加利亞玫瑰。

話說這支精油的威力非常地強大，除了具有強力安神助眠之外，更能夠在處理肌膚的保養、身心的療癒、代謝的調節，均有卓著的效力展現。尤其是它那宛如母親擁抱孩子的溫柔與溫暖，更是觸動了我這位單親爸爸的父愛芳療師，寧願冒著當時待業阮囊羞澀的風險，也要咬牙刷卡見識一下，這支精油強大的威力，究竟在哪裡。

儘管書上有提到，這支精油雖療效超強卻也價值連城。畢竟一公斤的玫瑰精油，必須要用六公噸的玫瑰花方得釀成。書上建議一般使用者們，倘若買不起搆不上保加利亞玫瑰的話，可以選擇周邊相對較為平價親民的普羅配方。

無奈天下父母心，保加利亞玫瑰精油又不是天上的月亮。如果如此珍稀好物用錢買得到，大不了老子我心一橫咬個牙，就當作是買一個經驗又如何。

就這樣，我透過卓老師的公司拿到了珍貴的保玫精油。雖然少少5ml，折扣價後，仍舊還是得花上數萬元。但是當我打開瓶蓋聞到它濃郁的氣息，那雖強烈但柔美的氣場，讓人完全臣服在這支頂級精油的腳下。

說到這支頂級的神奇精油，我真心覺得精油的世界，跟人的社會結構真的好像好像。我曾在許多的配方中，稍稍加入一滴珍貴的保加利亞玫瑰精油，本意只是拿它當作是陪襯點綴。未料這個「天生唱主戲」的精油明星，即便你只是在完整的配方結構中，用上它少少的一滴……；可知單單就是那一滴的精油，你便可以在萬千的香氣中，找到它既獨特且獨立的地位；任由再多的其他配方，都無法掩蓋掉保加利亞玫瑰的存在。更動人的是，它那濃郁接近血液的顏色，一旦你把它滴在精油或香水裡，整支精油與香水的顏色，就會因為保玫色澤產生明顯的變化。真金不怕火煉，真保玫用在精油香水裡，那個味道就是騙不了人。就算是同系列的玫瑰精油（例如：英國玫瑰、紅心玫瑰、荳蔻玫瑰……等）魚目混珠摻雜其間，保玫濃郁獨特的氣息，依然似是大堆頭的群舞中，那個很容易被觀眾辨識出來的天生巨星。

在我調度過的眾多配方中，如果遇上重度失眠者或重度憂鬱者，那麼就得請出保玫坐鎮，甫以強力安神的精油之王乳香，搭配其他像是薰衣草、甜橙、廣藿香……等主治放鬆鎮定的精油，彼此協同通力合作。

另外，處理皮膚的問題，除了德國洋甘菊或羅馬洋甘菊之外，保玫也是極品中的極品。由於青春期的葳葳滿臉青春痘，我便嘗試以保玫為基底，調和其他修護滋潤肌膚的精油，做成保加利亞玫瑰花水。調製這款花水的本意，原本只是要處理孩子滿臉痘痘的問題，未料當它分享給許多阿姨姊姊們使用時，大家都對這個花水讚不絕口。尤其是大老遠就可以聞到保玫濃烈芬芳的氣息，可說是女性朋友人見人愛。

後來我靈機一動，又以這個花水融合其他配方加以延伸，處理各式各樣的皮膚問題，神奇的效果也相當令人讚嘆。尤其是前些時日酷暑炙夏，我的濕疹舊疾再度復發。以前每逢惱人的濕疹來報到時，我都要去坊間買藥膏，擦了以後也不見得有效。保玫花水添加德甘、羅甘強力助陣之外，另又請來薰衣草和花梨木友情客串；以前一陣濕疹發病，都要搞上七天十日的，沒想到竟然短短不到三天的時間，發病的部位迅速復原，不但不濕不癢不痛，整塊肌膚也修護到細緻光滑，回到尚未發病時的柔嫩狀態，感覺超棒der。

除了這些例子外，加上前文曾提及熟齡兄弟重振雄風的案例，都印證了保加利亞玫瑰精油一分錢一分貨。

保加利亞玫瑰精油的神奇效果，這些時日就在父愛芳療師，因著生活情境所需，時而讓它挑梁掛帥，時而請它友情客串；不論保玫在一支完整精油的配方裡，扮演的戲分輕重如何如何，它都能展現出它那獨一無二，無可被取代的尊貴與優雅。就算它真的很貴很貴，卻也貴得讓人心服口服。只是每一次要請它登場之前，我都會先徵詢求助者的同意，才敢讓它那「滴滴皆神力」的天賦異能，展現在當需要者收到它後，方能細細享受來自保玫，超強舒心特級療癒的臻妙境地。

當葳葳不用再吃安眠藥的那一刻

回顧這段日子，我在卓老師的門下，前後拿到了三張證照：初階、進階兩張芳療師和一張香水調香師。

還原卓老師上課的課堂情境，老師每堂課的內容都非常精實豐富，加上老師春風化雨循循善誘的溫暖個性，讓修課的同學們，人人都喜歡親近既專業又親和的一代芳療教母。

既然上了課，結業之前總要有個測驗，驗收學習的成果。三張證照的背後，香水師必須調出當今七大體系的風格香水，卓老師才會讓你畢業；至於初階和進階的芳療課程，我分別用葳葳戒斷身心症狀的安眠藥（初階），與遞減體內長效針的藥效（進階）為標靶，從浩瀚的芳療知識中，找出對症下藥的配方，企盼透過芳療的輔助性治療，早日將孩子從身心藥物的泥淖中救贖出來。

通過初階的課程訓練後，我開始認真鑽研如何讓葳戒斷安眠藥的處方。先前在〈父愛，就是最好的芳療配方〉一文中提到，我為葳葳規劃了「助眠泡腳包、睡前按摩油、床頭擴香石」三個處方，微調變化交替使用。

很開心這個助眠好物透過身邊六度人脈的人際效應，像是滾雪球般慢慢地滾開來時，許多朋友都盛讚這個泡腳包很夠力，尤其是當那瓶調和上等白酒的助眠精油摻進熱水後，整個空間就香得不得了。以泡腳為例，竟然更有人拿兩包泡腳包的分量，直接拿去浴缸泡澡，結果同樣也是好睡得不得了。漸漸地這個泡腳包就成了我在日常生活中，常備的其中一個芳療小物。除了家裡需要之外，多做一些還可以分享給飽受失眠所苦的周圍親友。

由於我下處方的習慣，不會只給單一用途的東西，而是搭配其他用途的處方，倆倆上陣前隊接殺後隊接應。

雖說睡前的助眠泡腳包很夠力，但總不能單單靠它獨撐全場。後來我又製作了助眠按摩精油，放在葳葳的床頭邊上。讓她睡前如果有需要的話，可以將這個處方塗抹在淋巴或脈輪上，幫助自己加速入眠。

關於這個配方的內容，我選用了上好的基底油，融合了幾個基本款的助眠精油，其中必定少不了薰衣草和甜橙，做為氣味的基本班底；然後第三支（以上）配方再視情況變化，輔以其他幫助放鬆、紓壓與安神的精油（依蘭、花梨木、天竺葵、馬荷蘭……等），輪番上陣變化菜色，為的就是不讓身體長期使用某個精油處方，日久產生適應性（類似抗藥性）的作用遞減。雖然床邊這瓶調給葳葳的按摩油孩子並不常用，反倒是這瓶助眠聖品，竟意外成了日理萬機壓力山大的我，每晚睡前幫助自己放鬆的上等好物。

後來這個配方分享出去後，大家也都是盛讚不已。有人說塗完助眠精油蓋上被子後，精油的香氣在熱呼呼的被窩裡打轉，更是加強了助眠的療效。甚至我還有一個做按摩師的朋友，跟我帶了這支精油後，他說才剛塗抹在客人的身上，前前後後還沒按個幾下，客人就已然被精油的香氣迷昏，一陣熟睡醒來過後，還直誇這位師父按得很好。於是這支精油就變成了我這個朋友，開張營生的另一項「祕密武器」。

最後，就是床前這顆價值連城的擴香石了。

說到葳葳床前擴香石的器皿裡，裝滿了滴滴皆珍貴的精采內容。由於床邊的擴香石離葳葳很近，為了創造床前極美的舒眠氣氛，裡面的內容容我從花果草木一一唱名……

果系精油的部分，以甜橙為擴香石團隊的核心班底。木系則有芬芳的花梨木和乳香領銜，偶有檀香、檜木、絲柏上場助陣，草系則以薰衣草和廣藿香為固定班底，串插其他香草系列精油，交相調度變化隊形。重點是葳葳的擴香石中，總有價值連城的花系配方，像極了群星會的眾家大牌明星，全都是為了伺候那個，正在努力和安眠藥奮戰的葳葳公主。論到這裡面的花系黃金陣容，時而可見強烈母愛的保加利亞玫瑰、高貴優雅的埃及茉莉、芬芳柔美的中國桂花、嬌豔靈動的南亞依蘭、帶來希望的熱帶雞蛋花。四方花神齊心守護，為的就是要幫助那個，不靠安眠藥就能安睡的孩子。

別的不說，光是盤點這些貴參參的醫藥級花系精油，每一滴都是要人命的割肉成本。然而天下父母心，正因為這些貴參參的好東西，都是要用在自己親骨肉的身上，所以再貴我都買，再物稀我都捨得用。

感謝上帝透過芳療的奇妙創造，就在二〇二〇年的聖誕節門診回診，經由葳葳的主治醫師陳牧宏的金口正式宣布：「侯君葳小姐，從今以後妳不用再吃安眠藥了，恭喜妳……」（陳醫師總是用「侯君葳小姐」稱呼她。）

殊不知上帝選在聖誕節期，透過陳醫師這寶貴金言的背後，交織出我們父女共同經歷了多少，數算不盡午夜夢迴的潸然淚水……

尾聲

為什麼我不好好愛我自己

若不是當初葳葳病得一塌糊塗，天緣巧合透過雅盈姊和諾瓦團隊的老師們，極力建議精油對葳葳病況，具有加速改善的可能性；否則說真的，一個大男人不會平白無故，去接觸芳療這麼「女性」的事物……

確實，幾番幾次進到卓老師的課堂上，男女的比例約莫呈現一比九：也就是十個學員當中，平均才會出現一個男生。這也難怪在芳療產業的世界裡，男性芳療師算是非常罕見的稀有保育類動物。尤其又是像我這種上了年紀的大叔，跟著跑來學如此細緻女性化的專業，如果不是打心底迫切急著學會以後，趕緊回家處理孩子的問題；否則像我這麼愛面子的人，才不會有這種心思與力氣，拿著自己的臉皮去碰撞整個社會對於男性學習芳療，在所難免或多或少的異樣眼光。

有時候人生的路走到某一個關卡瓶頸，像極了一枚不能回頭的過河卒子。所幸就在「父兼母職，為父則強」的親情動力之下，加上卓老師細緻溫暖的步步引領，短短時間裡我先後拿到了初階與進階的芳療師證照，以及考取了香水調香師的資格。

我這個人有時候還挺死腦筋的。總以為學芳療的本意，是要拿來伺候孩子的。直到某次整個人忙到累到好像快要生病的警訊，這才突然驚覺：咦……，誰規定這些上好的精油，只能用在孩子的身上？像我這麼辛苦這麼努力，多年來「一夫當關，一個抵好幾個用」的拚命三郎，難道我就不能用這些極品好物，好好寵愛自己嗎？

就在這樣自身交織的當頭棒喝之下，一個念頭好像打醒了一個夢中人。如此便觸動了我開始認真思考，「我」這個人的裡裡外外，究竟需要什麼樣的精油處方，平衡一己身心需要，認真好好善待自己。

由於我長年父兼母職，加上工作上又慣性斜槓一人分飾多角，有時候一忙過頭，免疫力就很容易降低。後來我發現，其實有很多增進呼吸道的精油（例如茶樹、尤加利），可以用在這個關鍵時刻。加上過勞的人容易氣虛，因此補上薑精油滋補元氣，搭配特清甚底油做成鼻吸瓶，皆為上上之選。如果過勞的背後需要放鬆紓壓，那麼乳香、薰衣草、甜橙……等氣息，也是鼻吸瓶配方裡會出現的芳香常客。

當壓力還原成日常生活作息，也會讓自己白天該有精神時沒精神，晚上該睡覺時卻又睡不著。所幸調給葳葳晚上睡覺的助眠精油，以及白天的「早安少女」按摩油配方，都是幫助自己善用精油調整作息的「祕密武器」。尤其是當「早安少女」的提神按摩油，進化成鼻吸瓶的「人體充電寶」後，除了可以提振精神、增強注意力之外；更美妙的是，「人體充電寶」的配方裡，還可以巧搭增進呼吸道免疫力，以及紓壓安神的精油相互協同，完美供應身心當下的平衡所需。

另外，相較於貴參參的花系精油，價位相對親民的草系家族，拿來處理我平常運動後的痠痛（辣薄荷、冬青樹、百里香、肉桂、黑胡椒），或是上了年紀以後，腸胃常常莫名難受脹氣（茴香、羅勒、芫荽）；謝謝這些草系精油的貼心守護，讓進入中年後顯得有些「不太聽話」的身體，透過這些精油的幫助，讓自己的狀態可以再稍稍扳回一城。

忘了跟大家分享的是，自從我走入芳療的世界後，生活中突然增添了許多瓶瓶罐罐的日常點綴。尤其是浴室梳妝台前，漸漸地擺滿了各式各樣的香水、美容油、精華液……等。漸漸地在泡澡的時候，還會區分出「提神組」（檸檬、佛手柑、葡萄柚、迷迭香、辣薄荷……等）和「助眠組」（薰衣草、甜橙、廣藿香、馬荷蘭、依蘭……等）兩大體系的精油家族，依照當天我的實際需要，給予我活力或是幫助我放鬆。假如那天身體比較虛弱，薑精油就會適時派上用場；如果心神不寧壓力山大，乳香、檀香就會隨時待命，搭配有意識的調節呼吸，企圖幫助自己加速鎮定安神。

有些偏向玄學的芳療書籍，聲稱精油的氣場能夠改運造命。融入命理因果奇幻玄虛，神祕兮兮若隱若現。

事實上，從科學的角度解釋這個現象，我認為嗅覺與腦細胞之間，本身就有一種微妙的扣連。特別是當「雖無法看見，卻具體存在」的精油氣息，確實能夠透過氣味的化學作用，觸動大腦改善生理轉換情緒，進而達到改運造命的美妙境地。好比果系精油給人活力希望，花系精油讓人舒心安慰，草系精油能夠處理百病，木系精油強調安定心神……；一旦具象的身心得到適度的調整與平衡，抽象的運勢自能隨之轉化改變，如此一說也顯得合理且不無可能。

至少以目前和這些芬芳精靈朝夕相處的生活狀態，我的人生真的得到了一種，前所未有難以言喻的愉悅與滿足。以前總覺得幸福好抽象，並且離我好遙遠好疏離。直到當芳療的世界，走進了我的生活天地時，方知幸福竟然可以如此真切踏實，「隨事隨在」宛若觸手可及。也就是說，當你身體舒健心靈安泰，不好的運勢自能漸漸扭轉，看好的運勢也能夠趨於穩定行在康莊……

曲終情未散

請與我聯絡

從小到大回顧我的人生，好像絕大多數的情況，都是處於匱乏的狀態：從原生到坐科，從自力到單親……；曾經情況最慘的時候，是帶著年幼重度失語的孩子，吃完了這一頓卻還不知道，兵臨城下的下一餐會在哪裡。囫圇地這些年，隨著日子的步步推進，我和孩子也就相依為命地熬了過來。雖說現況並沒有過得非常地寬裕，然而每每回顧盤點當下物質與心靈的一切，卻像極了短期始終漲跌互見，但長期慶幸持續穩健上揚的趨勢走向。

太多太多午夜夢迴的曾幾何時，我深深怨恨上天為何將一個這麼需要被陪伴，這麼需要被好好照顧的孩子，硬生生地就拴在一個孑然一身的浪子身上？

於是一個中年工作不順的男人拎著一個情緒受創的孩子，儘管頂著人人稱羡博士光環的光彩學歷，無奈遭逢台灣現下諸處惡待專案教師的高教環境，父女二人只好過著恰似吉普賽人衝州撞府的江湖日子，哪兒有工作就搬去哪兒，哪裡有飯吃就往哪裡棲身。兼顧繁重教學工作的同時，袋鼠爸爸還要將孩子安頓在視線範圍之內，以防隨時身心發病釀事，一人分飾多角的超人爸爸，便能「即刻救援」立馬現身。

由於我半輩子所有的支持系統幾乎全在台北，因此二〇二〇年的暑假，決定帶著當時重病的孩子，結束南部的專案教學工作；班師待業返回北部的當兒，依著情勢孩子邊住院療養，而我也邊靠著微薄的積蓄，支撐刀劍生活的同時，切切尋找各種斜槓收入的可能。直到同年年底因緣際會，接觸到卓老師的芳療課程後，當時決意就算忍痛咬牙刷卡付學費，也要把這門能夠加速孩子病況復原的美妙專業，盡快學會盡早上手。感謝卓老師的循循善誘與慷慨溫暖，加上自己無路可退的破釜沉舟，才能把一個艱深多元的跨領域知識，靠著師父領進門同步配合當年博士修業期間，長年獨立研究鍛造下的自學本領，搭配主治醫師在用藥上，願意開放心胸信任父愛芳療師，透過輔助性芳香療法的情境協同，才能看見葳葳藉著神奇芳療，病況露出逐漸改善的極美曙光。

看著葳葳藉由醫藥級精油配方，搭配身心醫學藥物雙管齊下的綿密配合，極度疲憊的我終能備感安慰。某日驚覺當我漸漸擁有芳療的本領之後，總是替孩子設想的我，從來就沒有認真地想過：自己從頭到腳從裡到外，明明就有好多好多的病痛與壓力，為什麼我不將拿給孩子使用的這些人間美物同時也拿來好好照顧善待寵愛那個，同樣也需要被呵護寵愛的自己？

每每將這些昂貴且珍貴的精油配方，用在孩子的身心需要上時，我的眼睛從來都沒有眨一下；為何這些同樣也可以改善我身心體質的好東西，我居然會捨不得把它們用在自己身上？深深覺得那種心態，真的很窮人式的思考。直到某日我一個阿丹妹妹，一語驚醒夢中人點醒我，她說我就是這些好東西的

Maker，我幹麼不拿自己創造出來的好東西，好好對待自己照顧自己……，正因為阿丹乍然點醒了我，隨之便觸動了我毫不猶豫地決定正式啟動這場，善用精油善待自己的自我寵愛計畫。

當我盤點著我的精油人生日常，所有精油除了可以用來塗抹、薰香、鼻吸……等用途之外，從小喜歡泡澡的我，漸漸地便在學校宿舍的浴室梳妝台上，擺上了愈來愈多的瓶瓶罐罐。前面行文曾經提到，這些功能不一的精油瓶罐，大致可分為「提神組」和「助眠組」兩大類。如果是白天泡澡，我會用提神組的精油給我活力。若是晚上睡前的入浴，我就會選擇助眠放鬆的精油，在泡完澡後立刻讓自己，進入舒適安眠的幸福狀態。

回顧這些可愛的芳香天使們，正式進入我那總是烏煙瘴氣的慘綠生活後，漸漸發現長年灰暗的人生色彩，也隨著它們的日夜相伴緩緩起了變化；話說那些具有療效的各式精油，依著我長年宿疾的大小破病，循著文獻的教導與正確的使用，原本積勞過勞的身體，透過精油的養生照護，毛血體魄也步步朝著出廠時的開機狀態，默默報答校正回歸。

阿丹說得對，既然我是這些好東西的Maker，我就更應當巧用它們來恩待自己。久而久之，當我和這些芬芳精靈們相處久後，竟然打心底油然生出一股從小到大從未有過的「富足感」。那種難以言喻的富裕與滿足，每當我將自己浸泡在浴缸時，藉由這些花果草木相融在熱水裡，進而整個浴室的空間頓時散發出，屬於它們彼此交織而成的美妙協奏。尤其當熱水加速精油對於人體的代謝，加上充滿蒸氣的密閉空間，飄散著醫藥級精油具有療癒氣息的自然芬芳；這時若再點上一盞薰香燈，宛如置身在芳香四溢的天堂夢境。

原來我的人生是配得富足的……

謝謝這些上帝所創造的芬芳美麗天使，在關鍵時刻扭轉並豐富了我和孩子，多年逆風飛行的狗臉歲月。基督徒總說，苦難是上帝包裝過的祝福。倘若芳療是上帝賜給我們父女，生命共時一同領受的美好厚禮，我只能說，這份神奇的禮物，好像心有靈犀地沿著美好的嗅覺感受，一一補上大腦認知基模的潛意識深處，宛若內建之時那片片塊塊以為遺失，但終而復得的遺落拼圖。

深深冀望這份得來不易的天賜恩物，透過這本書的出版，能夠分享給更多更多，等待芳香氣息將之救贖的失喪靈魂。

我是魔藥學教授侯剛本，也是上帝按立的父愛芳療師。當你看完這本書後，如果你也正在切切尋找著嗅覺記憶裡，失落已久的感知拼圖，衷心期待在你看完這本書後，請你與我聯絡……

kphou@ms35.hinet.net

親愛的大家，讓我們一起來好好享受，這些來自上帝親手創造，芬芳美妙悅己癒人的恩典氣息！

交稿以後又一章

交稿以後，我生病了

人生，真的很奇妙。

以前在博士班求學時，我曾經在語藝學（Rhetoric）的知識領域裡，領受到「時機」（Kairos）的玄奧。話說「機遇之神：荷姆斯」在希臘神話的世界裡，扮演的是眾神信差的角色。由於他的腳上長著翅膀行走如飛，象徵的就是變化敏捷靈動聰慧。因此在因果輪轉的未知前方，永遠沒有人會先知道，究竟是明天先來？還是意外先到？

當二〇二一年十月底，我將這本書的文稿交給編輯台後，心中的時間表總以為，這本芳療新作若是順利的話，應該可以「快則聖誕節，慢則農曆新年」

正式在書市中問世。沒想到……

回顧這幾年我的生活，總是活在高壓力與高透支的情非得已。為了兼顧當下種種發生在我或葳葳身上，必須概括承受的大小責任事，我一夫當關「來一個接一個」，毫不閃躲與勇敢面對。於是，高速運轉積勞成疾，搞到後來大腿上，莫名長出了一顆腫塊。

當時的我一直以為，這是平日長跑舒壓的乳酸堆積，應該過一陣子自己會消退掉。未料幾度運動過後請人推拿，師父覺得不大對勁，只見這怪東西愈長愈大顆，師父覺得我應該找個時間，去一趟醫院好好檢查檢查。

於是，就在二〇二一年十一月的第一天，我抽空隨機掛上了一般外科的診。而後幾度門診往返周旋，透過一項又一項科學儀器的檢查之後，晴天霹靂地得知自己的右大腿上，竟然長了一顆致命的惡性淋巴腫瘤。

霎時之間，整個人的生活節奏，因著這顆腫瘤的造訪，多出了很多無法掌握的變數。醫生說，長在淋巴上的腫瘤很容易擴散，加上我的這一顆又是長在腿上，並且面積不算小；倘若切除的過程中，要是腫瘤有壓迫到肌肉或神經，我的右腿這輩子就注定報廢了……

天哪，可知對於一個長年執教表演的老師，報廢掉一條腿等於就是報廢掉我的後半生職涯。當然，往最壞的角度想，用一條腿換一條命，好歹先把命保住，後面再來見勢想招順著杆兒爬了……

由於惡性淋巴腫瘤，醫生認為應當立刻開刀。偏偏整個客觀的情勢，來到了年底學校最忙的時候。一堆計畫要送，一堆作業要改，一堆成績要算。加上那時候我工作的單位爆發疫情，不幸的是我竟然無辜地被匡列在名單裡，導致手術的時間被迫又得延後兩個星期。

好不容易兩個星期的時間過去了，院方打算重新安排開刀的排程，拚拚看是否能夠在農曆年前把這台刀開完，好讓大家都鬆口氣。豈知第一次手術上了全身麻醉以後，我的血壓莫名飆高到兩百多，醫生判斷這台刀開下去肯定會出事。於是一波多折的一台刀，我就在小年夜的當天晚上，被醫院退貨趕回家過年。返家之前，院方開了一堆降血壓的藥給我，要我先把血壓穩住再來重新安排年後的排程。

話說年假的那幾天裡，那堆針對心臟著手的血壓藥，吃在我身上壓根兒沒啥兒改善。後來我內觀自己的身心，覺得是否要從身心的角度著手，也許血壓透過抗憂鬱或抗焦慮的藥劑，是否能夠對於數字的降低，帶來某種程度的進步。

果不其然，像我這種「舞台型的ㄍㄧㄥ人」，心理學家錢玉芬老師就說，我身上會長出腫瘤，肯定就是我的抗壓性太強、EQ太好；平常承受了太多過於承受的事情，才會把自己的身體搞成這樣。莞爾的是，醫院陪病的晚上，葳葳竟然如珠妙語問我：「爸爸，你那顆腫瘤，我的『貢獻』應該也很大吧……」（妳。說。呢。。。。。）

好事多磨，一台本當在十二月底開下來的刀，因著種種陰錯陽差地因緣巧合，最後終於在二〇二二年的二月十五日，把這台刀順利開完了。

當日手術室的外面，葳葳苦守在那頭心裡計畫著：要是爸爸這一刀真提早「英年早逝」，那她就立刻啟動她的人生B計畫，馬上休學去賣場做女工，先養活自己自力更生再說。慶幸整個手術過程順利，順利到葳葳精心規劃的B計畫，完全派不上用場。倒是二月十五日方才開完刀，轉瞬幾日馬上學校又要開學。醫生見這兩難窘境，也不好留我強住醫院。於是院方便祭出了健保管制用藥：自費超強止痛嗎啡，助我度過抱病工作青黃不接的那段慘日。

說到慘日，一一〇學年度第二學期（二〇二二年二月底至同年六月底），我的生活簡直就是活在地獄裡。除了忍著劇痛必須兼顧工作之外，每週還要抽出三天的時間，反反覆覆進出醫院處理傷口、各項檢查、定期門診……，那段生不如死的日子，許多的藥物與檢查都是自費的，於是一場天外造訪的致命腫瘤，刀口上為了搶時間救自己的命，短短幾個月燒掉了將近七十萬。所有緊鑼密鼓的術後檢查，在院方滴水不漏的安排之下，萬幸的是我的惡性腫瘤細胞切除後，居然奇蹟地沒有半點的擴散。醫生說燒掉的錢沒有白燒，至少撿回了一條寶貴性命，至於錢再賺就有。留得青山在，才是上上策。

於是，一段驟雨狂風般生死交關的意外插播情節，前後約莫半年的抗病歷程，也就算是有驚無險大難不死地平安度過了。待病況穩定後，出版社認為，應當把這半年多抗病的歷程，收進延後付梓的新作，一五一十地和讀者們分享這段，上帝經過化妝的禮物，大家一同經歷整個萬分精采的生動歷程……

對抗腫瘤的那段逆風期間

那段日子，我永遠不會忘記……

從二〇二一年的十一月一日起，一直到二〇二二年的六月十七日止；原本節奏本就不算慢的日子，因著反覆進出醫院、不斷再三檢查、耐心處理傷口、每週門診監控病況……；同一時間還要強忍著劇痛的身體，兼顧沉重教職份內的大小諸事，以及家裡衣食住行的生活瑣碎。

回首前後兩百二十九天的高密度作息，姑且我就把它拆解為「食衣住行育樂」，來和大家娓娓道來……

先說食：由於開刀的部位是在腿部，加上學校宿舍和研究室地處校地邊緣，平日覓食已不算方便，又有腿疼傷處行動不便更加雪上加霜。種種萬分不得已的情況之下，使得術後疼痛本就沒有什麼食慾的我，又因為腿痛寧願挨餓的腹背兩難，於是索性乾脆就在宿舍和研究室，備妥一瓶又一瓶的瓶裝水。靠著喝水充飢欺騙腸胃的機能騙術，也就這樣熬過了一天又一天。

莫不是身邊許多親友再三提醒，術後的營養一定要足夠，才能加速傷口的復原；橫豎只好硬著頭皮臨到用餐時間，強打精神逼迫自己，吞些高養分有營養的肉類與蔬果，也不暴飲也沒暴食，捱著捱著竟然也就意外瘦了快十公斤。我想這應當是整個抗病歷程中，具體收穫最大的一個部分吧，哈！

論到衣：好加在腫瘤從切片、開刀，到術後等候傷口拆線的那段期間（一月十三日到三月十八日），深深感謝那段冬春時節天氣不熱，導致沒有什麼大量出汗，全身燥熱汗臭的惱人問題。儘管那陣子傷口不能碰水，但靠著天冷擦澡擦著擦著，也就把那六十來天也擦過去了。只不過回到衣裝穿戴的過程中，傷處還是要小心消毒謹慎照顧。

平日敷妥膏藥之餘，我還會在患處的周圍，對應消腫止痛的精油（例如辣薄荷、絲柏、薰衣草……等配方），輔助減緩疼痛與不適。約莫十公分的皮肉縫合處，待可以拆線以後，我則精選專門修護傷口的精油（乳香、古巴香脂、花梨木），幫助傷口表皮恢復得更漂亮。至於其他非患處的部分，我便由七處脈輪著手，分別為它們「穿」（塗抹）上安神的精油（桂花、甜橙、薰衣草）同時，也讓許久不能洗澡碰水的身體，持續透過醫藥級精油的照護，仍舊保持高雅的芳香。

住的部分，除了開刀住院那幾天之外，出院後的生活動線，主要還是往返家裡和學校宿舍。養病慢慢復原的過程中，所有起居一切從簡到最從簡。還好這時的葳葳已經十九歲，可以幫忙分擔許多生活大小瑣事的張羅跑腿；尤其爸爸開刀住院的那段時間，剛好又碰上除舊布新的大過年。藉著醫院與家裡來回奔走，一邊照顧爸爸一邊家裡灑掃庭除的體驗教育中，也讓這個孩子慢慢學著家裡應該交接與承擔的點滴責任。就算爸爸不在家，葳葳還是就得學著如何持家怎麼當家，照顧好自己不打緊，還有打點狗弟弟小白的毛孩生活品質，也是姊姊必須一肩扛起的份內差事。這部分葳葳做得很棒，大家若有機會，記得幫我鼓勵褒獎她。

還有一件值得一提的事，那就是燒錢救命的刀口日子，孝順的葳葳竟然可以體諒爸爸的處境，利用放學課餘時間，去海產店洗碗打工，幫忙分擔家裡的生計。坦白說，孩子辛苦打工賺來的錢，面對家裡按月龐大的開支，或許只是杯水車薪；但此舉對一個孩子來說，這是她能夠也願意為至親與家庭，在關鍵時刻付出擺上的一切。行筆寫到這裡，真心覺得一個體貼懂事的女兒，遠比膝下一堆中看不中用的兒女，來得管事兒多了。

談到行：由於開刀的部位是腿，肯定術後必然不良於行。術後傷口復原的過程，前後將近四個月。尤其剛出院又遭逢開學的第一個月，真的是生不如死苦不堪言。

剛出院的那一個禮拜，我的腿痛到連要坐上汽車駕駛座的位子，都還要不斷地喬角度算位子，才能夠「比較不那麼痛」地坐上車，並且使用右腳踩油門和煞車。

正因為術後開車不方便，這景象觸動了葳葳去學開車。雖說這孩子的感統能力不那麼好，使得整個學習的歷程也真是萬分不易。所幸駕訓班班主任因著被孩子的孝心感動，便答應她無論如何，都要幫助她學會開車順利拿到駕照。駕訓班班主任像個溫暖的爹，幾位善待葳葳的教練，為父心中一併深深感激。

除了開車之外，回到日常生活的情境當下：由於我服務的學校（明新科技大學）幅員廣闊校地很大，光是從我的宿舍走到研究室，差不多也要將近六百公尺的距離。手術過後傷口極痛，加上行走不便寸步難移，眼巴巴地望著如臨大敵般的生存考驗，逼得我急中生智竟然想到一個不是辦法的辦法，就是硬著頭皮添購一台，方便攜帶的折疊式電動滑板車。有了這台「小兵立大功」的電動滑板車後，真是為我在生活中幫了大忙。即便漸漸復原傷腿可以正常行走，卻也因此養成了依賴電動滑板車的習慣。這台電動滑板車除了解決我廣大校園的代步問題，甚至校外方圓十里之內，泛及日常採買覓食巷弄考察，以及回到台北一位難求的珍貴停車格，往往停好車以後距離你所要前往的目的地，若是還有好一段距離時，這下子這台輕巧方便，續航力也還算夠用的電動滑板車，成為了我最佳貼身的代步好幫手。

說到育：回顧這段術後休養的復原過程，正逢也是兵荒馬亂的險峻疫情。多數時候我的教學工作，已配合國家規定全都轉至線上。此外，許多本該舟車出席的眾多會議場合，主辦單位也都從善如流改為線上。也許因著疫情減少不必要的移動，為我大大創造了或面對教學、或開會列席、或充電學習，均能以最小且最少的走動歷程，透過遠端線上即時同步，創造了許多借力使力的休養生息。

最後聊到樂：其實說真的，養病期間不良於行，加上當時疫情嚴峻，能盡量深居簡出減少玩樂，大把的時間除了用在非得必要的工作中，其餘都乖乖遵照醫生的囑咐，好好休息盡量休息徹底休息。畢竟馬不停蹄奮鬥了大半生，好像也不曾像這段時間這樣：以休息做為生活中，最重要與最高的指導原則。

算來算去，這些年一天當四十八小時壓縮的緊湊日子裡，常常累到「又餓又睏又想洗澡」的多重選擇性障礙。因為深陷如是這般的疲憊交迫，我居然還能夠找到如何同時在一分鐘裡，吃飽洗完澡兼立馬躺平的祕訣……；那就是當我累癱爬回宿舍床前時，我便會善用珍貴的六十秒鐘時間，一邊用濕毛巾擦精油澡、一邊同時狂灌白開水，然後便可在同步進行的六十秒之內，喝飽擦足倒頭睡去（不良示範，請勿模仿，哈）……

便所演唱會所給予我的力量

對抗腫瘤的那段期間，有一個非常強大的力量，一直持續為我鼓勵集氣，那就是「便所演唱會」……

這個演唱會說來奇妙，主唱者是我青訪團的學長廖柏青（Ben），他年少時是大學城的歌手；後來出社會後成為華航的機師。

疫情期間，機師的生活非常地可憐，也就是逢飛一趟就要落地隔離被關十四天。初期柏青大哥的情緒，為此受到了波擊與影響，於是我特別為他設計了個人專用香水，希望能夠透過美好的嗅覺，分擔他在被迫隔離時的鬱悶，讓他覺得受安慰有力量。

某次被關在隔離旅館的他，心情實在很苦悶，竟然拿起吉他在防疫旅館，打開直播開唱解悶，並且以直播做為對外互動的媒介，與觀賞直播聽歌的朋友們閒話家常分享心情。當然，我也是在底下看直播聽演唱的觀眾之一。

就這樣，柏青機長的便所演唱會，一場接著一場口耳相傳之下，漸漸累積了不少的聽眾。只要逢他在世界各地防疫旅館的便所，開啟直播和歌友們互動的歡聚時光，自是能夠吸引到來自世界各地希望聽他唱歌的朋友們，大家透過網路雲端，彼此相聚在一起。底下聽歌的人們，也因為基於柏青大哥的串連，大家一回生二回熟，聽著聽著歌友們自己也互相變成了知心朋友。甚至許多失聯的人們，也不約而同地來到便所演唱會裡，大家久別重逢重新相認。至於等候開刀七上八下心神不寧的期間，透過便所演唱會的思緒轉移，也意外成了我抗病的心靈逃城。

便所演唱會，取其英文的諧音又叫做 Ben Soul，意即機長歌手廖柏青每每落腳世界各地的防疫旅館後，便會進到旅館的廁所布置打點後續開唱所需的大小設備（譜架歌單、直播道具、杯酒小點），選妥當天演唱時為聽眾們精挑細選各式各樣、各種不同語言的經典名歌，為自己隔離解悶的同時，也為每一位聽歌的朋友們療傷。

臨近開刀時的那段日子，面對未卜生死的病況前途，我除了有一群教會的肢體為我守望禱告之外，柏青大哥也會在節目中常常關心我，要我和便所聽歌的「便友們」，分享目前抗病的病況如何。並且在節目中為我獻唱了好多首祝福我早日康復的歌曲。為了感謝柏青大哥的疼愛，只要便所逢有回到實體場的Live House，安排在他自家餐廳地下室的沙龍空間時，我也一定會到現場，帶著我自製的香水，答謝柏青大哥也分享給四方各地，前來欣賞便所演唱會的粉絲歌友們。

隨著便所演唱會一場一場的唱下去，如今在網路雲端早已超過了一百場，至於實體版的音樂會，也在柏青大哥與伴侶自己經營的 JuJu 餐廳地下室，大家歡聚了好多回。不論現場或是雲端，每一次的聚集大家都是開心的，每一回大家的相見，也都是彼此真誠無話不談的賓主盡歡。

獨樂樂不如眾樂樂。柏青大哥把他的過人才藝與美好歌聲，透過便所演唱會做為媒介，選在風聲鶴唳的漫長疫情時日，透過歌聲安慰扶持了好多人。

實體演唱會的現場，透過昏暗燈光下所傳唱的動人歌曲、人手一杯的玉液瓊漿，以及散去前分贈給大家自製香水的棉薄謝意，謝謝便友們為我在病中集氣，在生活中對我和孩子的關心，謝謝柏青大哥視我為兄弟手足。以至於在便所（Ben Soul）的溫暖城邦裡，我深深知道看似帶著葳葳孑然一身的我，其實我們父女並不孤單……

能量香水背後的祕密

自從我身上陸續擁有「魔藥學教授」、「父愛芳療師」、「香水爸爸」的諸方稱號後，每每午夜夢迴紓壓緩解的奇特方式，竟然是從生活中隨手可得的水果茶酒，一一將之幻化為悅己癒人的天然香水。由於這些香水的原料皆是有生命的活物，因此釀成香水後的它們，迷人的氣息裡便自帶著，有別於化學香水所沒有的神奇能量。

大家都知道，我長年篤信基督。但身邊某位深信靈力的善意長者，因為看到我和葳葳的處境，實在覺得不捨，於是說服我換個思維視角，嘗試以不同的觀點，看待我和孩子自身的問題。由於長輩滿滿的關愛實在不好推辭，想說就是應付一下，讓這件事情也就不了了之地矇混過去，沒想到……

沒想到這位據稱通靈的師父，我和他初次相見素昧平生，殊不知他一見到我便十分關切地問道，究竟我與葳葳和墳墓之間，有著什麼樣的紐帶牽連……；盤問之下方知，因為我們父女進出往返三芝偏鄉的公主屋，倘若避開車水馬龍的台二線，多半取道北新庄接小坪頂，連上北投後才算是與城市的交通脈動正式連結。熟知這沿路的用路達人們都知道，沿途所經之處莫不是「大型夜總會」，再不然便是「入地長眠的永生社區」。

師父得知了然於心後，才從業力的論點破題，談到人靈共存的議題。師父說，靈界的生命雖然看不見摸不著，但是它們能夠辨別光與氣體，因為從靈而生的它們，本就是光與氣體的化身。

師父說，我和葳葳身上的光譜很吸引它們，以至於當它們無意間靠近我們父女時，由於小女孩身心比較虛弱，所以就容易為此染病。後來因著芳療的因緣際會，這些光能氣體靈物，一見到我所調製的精油香水，許多的能量便一一住進了這些水果茶酒的香水裡……，師父說：就是因為你所用的天然果物原料，都是接受過風吹日曬雨淋的有機生命，所以這些靈界的光能氣息，一旦入住進去和你所調製的精油香水合體後，便無形為這些美物意外加持。收到的人都會得到滿滿的喜樂與祝福；並且在肉眼所不及的超自然世界裡，那些飄盪無依的能量也因著住進香水裡，找到下一個收藏它們的主人後，它們也隨之被度化與重生……

雖說我的信仰系統，和多神論的論點多有出入；然而，由於師父的論述十分迷人，觸動我開啟了「人／天傳播」的互動交流時，給了我另一層與眾不同的利他啟發……

倘若我大量調製與分享這些能量香水，除了從「人的世界」可以造福每一位，收到香水透過嗅覺身心舒暢的人們；當然，另一端平行共在的時空中，假如這些光能氣體，也因此有了棲身的歸宿，甚至透過收藏者讓它們得到度化與重生……；既然是善行也是好事，即便宗教信仰價值立場不同，又何須墨守如此框架，明見善行既在眼前卻不為之………

倒是那天臨別前，師父又贈我一席語重心長的話語。他要我多多布施分享這些能量香水；畢竟若把「業力」轉換成「儲蓄／還債」的投資報酬來看，那些所布施出去的，要嘛拿來償抵某些相欠當償的部分。若是圓滿清償點點滴滴，後續迎來的便是「積福於天」；這句話翻譯成基督教的話語，便是「積財寶在天上」……

親愛的大家，我什麼都沒有，但能分享給各位的，就是滿坑滿谷誠心手作的天然水果茶酒香水。各位需要多少，請儘管告訴我！

精油護體，腫瘤掰掰

書上說，長期使用精油保養身心，是一種「善待自己，樂活養生」的生活態度。

回顧市面上的精油，簡單分為兩大類：一類是廉價的化學精油，大致功能是用來除臭。另一類則是貴參參的藥物精油，係將純天然的原物料經過萃取後，針對購買者或使用者，身心上不同的需求，或以薰香、或者塗抹、或用熱水浸泡……等各式各樣的途徑將之吸收，進而達到平衡與改善身心的效果。

放眼花果草木四大系的精油裡，花草系藥物精油的價錢，相對來得比較親民（但也不便宜）；木系精油的價位則高於花草些，真正貴到價值連城的是花系精油，那種既珍貴又昂貴的程度，若用「以滴計價」來形容還真不為過。

果系精油多主提神，唯獨甜橙強調安神。若以白天晚上來做區分，相較於檸檬、佛手柑、葡萄柚這一類家族系的精油，多半用在白天延伸續航力，甜橙往往都是夜間登場，睡前使用效果極佳。

草系精油五花八門，提神恰似薄荷、冬青、黑胡椒、肉桂，安神最強主推薰衣草。茶樹、尤佳利消毒殺菌一流，芫荽、茴香、羅勒顧腸胃……；放眼這些生活中隨處可見的草系作物，像極了上帝賜給人「既可是食材，又可當藥材」的貼心厚禮。難怪乎神農當初跋山涉水嘗盡百草，一番苦功的背後自是有他高深睿智的道理。

有別於清新陽光的果系，與包羅萬象的草系，木系精油深植於厚土大地，歷經風吹雨打烈日霜雪，依然內斂沉穩英挺矗立，一旦取之元神幻化為珍貴精油，一整個就是安神助眠，甚至修護傷口的萬中之選。

至於嬌貴的花系精油，本身的精氣神已內建各自出色的獨特芬芳；用來護膚助眠，甚至房事催情，均有著出色亮麗的表現。唯獨每一支價值連城的花系藥物精油，雖說價格叫人望之卻步；可是一分錢終究源自一分貨，用過的人儘管哀聲喊貴，卻也人人拍手叫好。

由於平常都有在用藥物精油，串在日常裡泡澡嗅吸塗抹薰香，故而對於自己的身心狀態白天黑夜，需要什麼樣的氣息處方，尚且還算熟門熟路；隨著每日不同情境強弱的悲歡起伏，使用的劑量自然也會視當天情況，跟著適度修正微幅調整。

人有七大脈輪，至於我個人如何用精油保養我自己，我分別以不同的脈輪區域，分享我自己的養護心得：

首先，提到海底輪，這裡容易囤積臭味，偏偏此處又是人類生殖活力的來源；因此我會以花系或果系的精油，善用它們清新（果系精油）溫柔（花系精油）的美好氣息，透過塗抹按摩保養這處穢暗的部位。

至於臍輪和太陽神經叢的部分，由於這裡包羅著五臟六腑，許多的消化不適、脹氣不順、疼痛反應，這一區我多半以草系和木系精油推拿按摩，利用這些精油整腸治胃的強項，做為胸腔與腹腔的保養重點。

論至心輪，這裡是一個人輸送生命氣息，血脈交織的能量發源處。導致日常生活眾多壓力，在所難免生理心理互相牽連。於是對於心輪的保養，我必須讓它始終維持穩定規律的律動。這時候採用木系搭配花系精油，強化安神的按摩舒緩，則是我平日照顧心輪的策略。

對了，由於我天生呼吸道脆弱多舛，所以關於喉輪的保養，我通常會以茶樹、尤佳利、薄荷、冬青……等不同氣息，塗抹頸部輪番上陣。另外，我也會選取果系精油（尤以檸檬和甜橙或葡萄柚），極少量地滴入在無色無味的茶水中，透過茶水稀釋精油的濃度後緩緩飲入，對於卡卡嗷嗷的嗓子，確實有潤喉修護的效果。

隨著脈輪一層一層地提升到頭部的眉心輪和頂輪時，由於人類的思考與判斷，都是由大腦所下達指令；加上眼部的視覺感官，又與慎思明辨緊緊相連。於是如何鎮定思緒，時而疲倦無力必須提神，時又過度運轉需要安神時……；通常我會以薄荷、檸檬或迷迭香來提神，而以檀香、乳香或薰衣草，來為自己降溫安神。

開刀手術過後，由於整個人的身心節奏，進入到另一種非常態的強烈震盪。特別是「術後的疼痛、患處的腫脹、傷口的修護」（生理的問題），以及「情緒的煩躁、面對病痛的焦慮」（心理的問題）；導致某些精油如何在關鍵時刻，陪我撐過這段非常時期，無疑這是我的芳療日常裡，又一次真槍實彈的硬底子考驗。

先前我曾提到，那段生不如死的復原期間，我是以薰衣草、薄荷、絲柏，大量塗抹在腫脹處，意圖對治術後的腫脹和疼痛。至於傷口的撕裂與修護，則是祭出聖物乳香和珍貴的古巴香脂，用棉花棒輕點在傷口周圍。對付生理所牽連到心理的問題，我便以桂花、檀香和甜橙，安撫我那段時間高張力的情緒。

經過前後約莫半年，每週平均三趟勤跑醫院的恆毅力抗戰，同時輔以日常精油保養的側翼輔助，原本惡性淋巴腫瘤的檢體在切除後，竟然沒有發生癌細胞擴散的奇蹟。事後想想，也許說不定是自己平常和這些藥物精油為伍，隱約之中透過這些芳療精靈們，或明處或暗處的加持給力，才能夠何其幸運地躲過，更冗長更費工的漫漫化療之路。

片尾彩蛋

父愛芳療師的精油醫護箱

因著葳葳的身心疾病，導致我護女心切成為父愛芳療師之後；由於這些年日和眾多精油朝夕相處，深深覺得每家每戶都需要為自己與家人，預備一個平衡身心的精油醫護箱。

如果說，花果草木萬千精油中，你要我挑選十支必要的藥物精油，那麼我個人會推薦：佛手柑、茶樹、尤佳利、薄荷、薰衣草、茴香、芫荽、薑、乳香、桂花。

由於這十支上榜的精油本身，論到它們功能性與多樣性，皆屬於「利百代級」的萬用精油。況且除了桂花和乳香的單價較高之外，其餘八支的單方精油，5ml的價錢約莫都落在一千元上下，基本上都還算一般小康家庭消費得起的優質美物。

論到提神（無精打采）與安神（焦慮失眠），茶樹、尤佳利、薄荷主提神，乳香、薰衣草、桂花則重安神。至於佛手柑、芫荽、茴香、薑則兩種功能皆具備之。尤其桂花和薑用在氣虛補氣的效果上，或嗅吸、或塗抹、或浸泡，均有著相當好的成效。

至於消炎止痛與修護傷口，薰衣草、薄荷是首選，而乳香和桂花在修護傷口的功能上，有其相當出色的功用。另外六支萬用精油，則可視情況從旁做為君臣佐使，加強單方精油的力道與療效。

人是肉做的。因此生活中難免吃壞肚子，導致腸胃的脹氣不適。這時候茴香和芫荽，便是用來處理腸胃的無疑首選。其他搭配佛手柑、薰衣草、桂花等精油從旁輔助，更能加強主力處方的功用與效能。

生活中，人們常會遭受各種潛在病毒細菌的侵襲，這時候茶樹和尤佳利的雙效搭配，輔以佛手柑或薰衣草的從旁助戰，必能對抗病菌的侵襲，達到相當不錯的抗菌成效。

上述這些生活情境，相信這十支單方藥物精油奇巧穿插，同時搭配好的基底油或按摩油，用來塗抹按摩或是從鼻嗅吸，都是讓精油進入體內的絕佳途徑。另外，若將這些精油融入熱水中泡腳或泡澡，精油遇熱加強效能，也是一個不錯的選擇。倒是入口食物的部分，由於精油的強度濃度相當高，若沒有經過千倍百倍的稀釋，衷心建議不要輕易嘗試。

另外，市面上有非常多經過不同配比加工改造的複方精油。通常以我駕馭精油的習慣，我不太使用這些複方的處方。這樣我比較容易從每一支單方精油的功能與效力上，計算出它們各自在君臣佐使的舞台上，所扮演戲份輕重的大小角色。

總而言之，我常常告訴身旁的朋友，當這些花果草木一旦昇華成為精油，它們的存在真的就是上帝賜給人類，一份極美且彌足珍貴的芳療厚禮。儘管每一款精油因著原物料的或常見或稀有，連帶在價格上產生輕重不一的必然價差；但是當一個人使用了適合自己的精油處方，就算單價再貴都值得。

驀然回首，誠如卓芷聿老師所言：「芳療是上帝送給人類，養心修身的天賜厚禮。」所以至高偉大的造物主，才是這個世界上最偉大的芳療師。

我想，關於這本書的故事應該還沒有結束。後續我肯定會持續以「魔藥學教授、父愛芳療師、香水爸爸」的斜槓身分，認真執行傳遞美好嗅覺的使徒天命，將奇妙芳療融入生活劇場的靈動意象，頌揚這份來自創造萬有的上帝，藉由馨香氣息賞賜給有情人間的璀璨芬芳……

Magic 28

INK PUBLISHING

芳療劇場
——魔藥學教授的奇幻煉金術

作　　者　侯剛本
總 編 輯　初安民
責任編輯　宋敏菁
美術編輯　黃昶憲
校　　對　吳美滿　侯剛本　宋敏菁

發 行 人　張書銘
出　　版　INK 印刻文學生活雜誌出版股份有限公司
新北市中和區建一路 249 號 8 樓
電話：02-22281626
傳真：02-22281598
e-mail：ink.book@msa.hinet.net
網　　址　舒讀網 http：//www.inksudu.com.tw

法律顧問　巨鼎博達法律事務所
施竣中律師
總 代 理　成陽出版股份有限公司
電話：03-3589000（代表號）
傳真：03-3556521
郵政劃撥　19785090　印刻文學生活雜誌出版股份有限公司
印　　刷　海王印刷事業股份有限公司

港澳總經銷　泛華發行代理有限公司
地　　址　香港新界將軍澳工業邨駿昌街 7 號 2 樓
電　　話　852-27982220
傳　　真　852-27965471
網　　址　www.gccd.com.hk

出版日期　2023 年 3 月　初版
ISBN　978-986-387-648-9
定　價　300 元

Copyright © 2023 by Hou Kang Pen
Published by INK Literary Monthly Publishing Co., Ltd.
All Rights Reserved

國家圖書館出版品預行編目資料

芳療劇場：
魔藥學教授的奇幻煉金術
/侯剛本著 --初版,
新北市中和區：INK印刻文學, 2023.3
面；公分.（Magic；28）
ISBN 978-986-387-648-9（平裝）
1.芳香療法 2.香精油
418.995　112003127

版權所有 · 翻印必究
本書如有破損、缺頁或裝訂錯誤，請寄回本社更換